Räth · Herzog · Rehborn
Heimversorgung und Apotheke

Heimversorgung und Apotheke

Von
Ulrich Räth, Norden
Reinhard Herzog, Tübingen
Martin Rehborn, Düsseldorf

Mit 26 Abbildungen
und 3 Tabellen

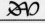 Deutscher Apotheker Verlag Stuttgart 2003

Anschriften der Autoren

Dr. Ulrich Räth
Adler-Apotheke Norden
Neuer Weg 23
26506 Norden

Dr. Reinhard Herzog
Apotheker
Philosophenweg 67
72076 Tübingen

Dr. Martin Rehborn
Rechtsanwalt
Sozietät Dr. Rehborn
Rechtsanwälte
Westenhellweg 40–46
44137 Dortmund

Ein Warenzeichen kann warenrechtlich geschützt sein, auch wenn ein Hinweis auf etwa bestehende Schutzrechte fehlt.

Bibliographische Information Der Deutschen Bibliothek
Die Deutsche Bibliothek verzeichnet diese Publikation in der Deutschen Nationalbibliografie; detaillierte bibliografische Daten sind im Internet unter http://dnb.ddb.de abrufbar.

ISBN 3-7692-3403-0

Jede Verwertung des Werkes außerhalb der Grenzen des Urheberrechtsgesetzes ist unzulässig und strafbar. Das gilt insbesondere für Übersetzungen, Nachdrucke, Mikroverfilmungen oder vergleichbare Verfahren sowie für die Speicherung in Datenverarbeitungsanlagen.

© 2003 Deutscher Apotheker Verlag Stuttgart
Birkenwaldstr. 44, 70191 Stuttgart
Printed in Germany
Satz: Mitterweger & Partner, Plankstadt
Druck: Karl Hofmann, Schorndorf
Umschlaggestaltung: Atelier Schäfer, Esslingen

Vorwort

Es ist das Ziel des versorgenden Apothekers, das Heim zunächst sicher, zuverlässig und umfassend mit Arzneimitteln und Medizinprodukten zu beliefern und außerdem dafür Sorge zu tragen, dass die Ausgabe und das Vorhalten von Medikamenten im Heim ordnungsgemäß durchgeführt wird, denn beim Umgang mit Medikamenten kann es leicht zu Fehlern kommen.

Medikamente können verwechselt werden, z.B. beim Zusammensuchen in der Apotheke, beim Bereitstellen in Medikamentenbechern oder beim Herrichten der Medikamententabletts. Auch nur telefonische Anweisungen des Arztes erhöhen das Fehlerrisiko, vor allem wenn das Angeordnete nicht sofort oder gar nicht in die Pharmadokumentation eingetragen wird.

Bei der Beschreibung der Basisleistung der Apotheke spielen daher der Effizienzgedanke und die verlässliche Versorgungsschnelligkeit ebenso eine Rolle wie der Gedanke der Patientennähe bei Fragen zur Medikation. Qualität und Sicherheit der Auslieferung und der Verabfolgung der Medikamente haben oberste Priorität. Den Heimbewohnern soll mit einer geregelten Versorgung geholfen werden, ein großes Maß an Wohlbefinden beizubehalten bzw. erst zu erreichen.

Die Medikation – in gemeinsamer Verantwortung von Heim, Apotheke und Arzt – sowie deren Ausführung muss unter den Bedingungen des Heimalltags individualisiert und abgesichert werden. Kein Bewohner darf Angst haben, seine Medikamente nicht rechtzeitig, nicht in ausreichendem Maße und nicht richtig bzw. in einer falschen Dosierung zu erhalten. Die Interaktionen müssen geprüft sein. Die Medikationsdokumentation muss über einen langen Zeitraum sorgfältig geführt werden.

„Human value", definiert als partnerschaftliche Zusammenarbeit zwischen Patient, Pflegemitarbeitern und Mitarbeitern der Lieferapotheke, sowie gestellte Medikationslisten, abgesprochene Einnahmeempfehlungen, Reaktionen bei Rückrufen, Erklärung von „aut idem" sind Selbstverständlichkeiten. Als qualifizierte Arzneimittel-Händler steuern die Apotheker zu den verkauften Produkten wichtige Leistungen bei: Beratung, Bevorratung, Zuverlässigkeit der Belieferung, überprüfte Qualität der Produkte, Zusammenarbeit mit Marktführern. Der Lieferapotheker ist zudem für die Schulung von Heimmitarbeitern in Medikamentenfragen zuständig. Er steht auch für Anfragen der Bewohner regelmäßig zur Verfügung.

In der Presse finden sich immer wieder Hinweise, die auf die unbefriedigende Arzneimittelversorgung und -ausgabe in Heimen aufmerksam machen. Deshalb finden sich schon seit 1999 massive gesetzgeberische Bestrebungen, diesen Markt zu ordnen.

Vorwort

Das Ziel des Gesetzgebers sei schon im Vorwort kurz umrissen:

- sachgerechte Kontrolle der Arzneimittelvorräte durch den Apotheker,
- vertragliche Regelung zwischen öffentlicher Apotheke und Heimträger für eine kostengünstige und verbesserte, aber auch gut dokumentierte Arzneimittel-Versorgung.

Es sollen insbesondere Lagerung, sichere Möglichkeiten der Anlieferung, die Kontrolle der Verfalldaten, die Bereitstellung der richtigen Medikamente, die Prüfung auf Interaktionen und Wechselwirkungen und die sichere Verabreichung der Medikamente gewährleistet werden. Schulung, Beratung und Dokumentation, die bisher nur eine untergeordnete Rolle spielten, erhalten den ihnen gebührenden Stellenwert.

Dieses Buch will das technische Vorgehen aufzeigen, das eine patientennahe Pharmazie sichert und Patienten und Pflegedienstmitarbeitern den größtmöglichen Nutzen bringt.

Sommer 2003   Die Autoren

Inhaltsverzeichnis

Vorwort V

Auf einen Blick: Versorgen statt Beliefern 1

1 Versorgung von Heimen – rechtliche Aspekte 3

1.1 Was führte zum Gesetz? 3
1.2 Beschreibung des Regelungsrahmens 5

2 Datenerhebung 7

2.1 Grund- oder Stammdaten – Allgemeines. 7
2.2 Grunddaten und ihre Anlage im Einzelnen 8
2.2.1 Personenbezogene Grunddaten 8
2.2.2 Medizinische Grunddaten 9
2.2.3 Kaufmännische Grunddaten und Rechnungsstellung. 12

3 Bestell- und Liefermodalitäten 15

3.1 Allgemeine Voraussetzungen für einen Versorgungsvertrag 15
3.2 Bestell- und Liefermodalitäten im Einzelnen. 15
3.2.1 Bestellung 16
3.3 Rezeptbearbeitung und Bereitstellung der Medikamente. 18
3.3.1 Darstellung des Arbeitsablaufs im Überblick. 18
3.3.2 Voraussetzungen – Material. 19
3.3.3 Rezeptbearbeitung im Einzelnen. 20
3.4 Transport und Anlieferung 23
3.4.1 Allgemeines 23
3.4.2 Normallieferung 24
3.4.3 Sonderlieferung 24

3.4.4	Annahme der Lieferung im Heim	25
3.5	Art und Umfang der Belieferung	25
3.6	Bestellung und Lieferung im Überblick	27

4 Medikamente im Heim – Lagerung – Verwechslungsschutz – Überprüfung 29

4.1	Einführung	29
4.2	Lagerung im Heim	30
4.2.1	Zweckentsprechender Raum	30
4.2.2	Lagern von Betäubungsmitteln	30
4.2.3	Nicht nachteilige Beeinflussung der Qualität	34
4.3	Verwechslungsschutz	36
4.3.1	Bewohnerbezogene Lagerung	36
4.3.2	Bewohnerbezogene Dokumentation	37
4.4	Umfang der Überprüfung im Heim	41
4.5	Kontrolle im Heim vorgehaltener Arzneimittel	42
4.6	Hygienesicherstellung	46
4.7	Zutrittsrecht	46

5 Qualitätssicherung bei der Heimbelieferung und in Pflegeheimen – Erstellung von Pflegeprozessen 47

5.1	Allgemeines	47
5.2	Apothekenrelevante Einzelprozessbeschreibungen	48
5.3	Pflegestandards zur Medikamentenversorgung im Heim	50
5.3.1	Allgemeine medikamentenbezogene Probleme	50
5.3.2	Dokumentation im Heim	52
5.3.3	Lagerung	52
5.3.4	Vorbereitung und Vergabe von Medikamenten	56
5.4	Erstellung eines heiminternen Organisationsstandards	57
5.4.1	Allgemeines	57
5.4.2	Vorbereitung zur Vergabe	58
5.4.3	Vergabe der Medikamente	59

6 Pharmazeutische Betreuung – Pharmaceutical Care 61

6.1 Ziele 61
6.2 Disease-Management und pharmazeutische Betreuung. 62
6.3 Schwerpunkte im Heimalltag 63
6.3.1 Dosierungscheck. 63
6.3.2 Interaktionscheck 66
6.3.3 Kontraindikations- und Compliancecheck 67
6.3.4 Fortbildungsveranstaltungen und Bewohnersprechstunden 68

7 Die Belieferung von Altenheimen aus wirtschaftlicher Sicht 69

7.1 Kostenbetrachtungen 69
7.1.1 Personalkosten 69
7.1.2 Investitionskosten 71
7.1.3 Lagerkosten 71
7.1.4 Lieferkosten 72
7.1.5 „Werbekosten" 72
7.2 Einnahmenseite 73
7.3 Deckungsbeitragsrechnung 75
7.4 Optimierungspotentiale 78
7.5 Strategische Überlegungen 79
7.6 Fazit 83

8 Rechtliche Grundlagen 84

8.1 Gesetzeswortlaut 84
8.2 Kommentar zu § 12a ApoG 86
8.2.1 Allgemeines 86
8.2.2 Voraussetzungen für die Genehmigungserteilung 89
8.2.3 Gewährleistung der ordnungsgemäßen Arzneimittelversorgung 89
8.2.4 Informations- und Beratungspflicht 92
8.2.5 Freie Apothekenwahl 92
8.2.6 Keine Ausschließlichkeitsbindung 93
8.2.7 Nachträgliche Vertragsänderungen 94
8.2.8 Selbstversorger 94

8.3	Muster eines Versorgungsvertrags	95
8.4	Verbot der Exklusivbelieferung für gehfähige Bewohner	101

Anhang I

Empfehlungen der Bundesapotherkammer zur Qualitätssicherung
bei der Versorgung der Bewohner von Heimen 102

Anhang II

Sitzung der Ländergruppe Arzneimittel-, Apotheken-, Transfusions-
und Betäubungsmittelwesen am 7./8. Mai 2003 in Münster zum Thema
„Versorgung von Alten- und Pflegeheimen mit Arzneimitteln"........... 118

Anhang III

Arbeitsvorlage zur Regelung der heimseitigen Arbeitsabläufe
(Beispiel für einen Organisationsstandard) 123

Formulare und Vordrucke zum Bestellen 134

Weiterführende Literatur 134

Auf einen Blick: Versorgen statt Beliefern

Was bleibt, was ändert sich? Überblick über die Normalbelieferung und -versorgung

Belieferung – bisher	Versorgung – in Zukunft
■ Das Heim löst einen bewohnerbezogenen Bestellvorgang aus – in der Regel, wenn ein Medikament „aus" ist oder kurz vor dem Ausgehen steht – also ungeordnet, was vor allem am Wochenende zu Hektik führt.	■ Das Heim löst auf Grund der dokumentierten Reichweiten- und Verbrauchskontrolle einen geordneten Bestellvorgang aus, der sich im abgesprochenen zeitlichen Rahmen von der Apotheke abwickeln lässt.
■ Durch die Spätauslösung des Bestellvorganges werden die Ärzte beim Rezeptausstellen zeitlich überfordert, was in der Regel zu mehreren unwirtschaftlichen Rezeptholtouren durch die beliefernde Apotheke führt.	■ Die Ärzte haben zum Ausstellen genügend Zeit, die Rezepte können arztbezogen gesammelt, abgeholt werden und
■ Die Bestellungen können, da zeitlich abweichend, nicht „en bloc" vom dafür geschulten Personal bearbeitet und erfasst werden, weil dieses „gerade frei" hat. Es drohen Dokumentationslücken bei der Medikamentenerfassung durch nicht standardisierte Bearbeitung.	■ die Bearbeitung in der Apotheke findet durch die dafür geschulten Mitarbeiter statt, der Dokumentationsstandard wird eingehalten.
■ Bei der auch für das Heim nicht einplanbaren Anlieferung steht oft kein kompetenter Heimmitarbeiter zur Annahme der Medikamente zur Verfügung.	■ Die Anlieferung ist zeitlich vom Heim eingeplant, ein kompetenter Mitarbeiter nimmt die Medikamente an.
■ Die Kommunikation zwischen Pflegemitarbeitern und Apothekenmitarbeitern ist oft bestimmt durch Zwänge, die durch falsche Reichweitenplanung entstehen. Beratungen zu Interaktionen, Risiken, Nebenwirkungen finden nur sporadisch statt. Es kommt, zusammengefasst, nur zu einem Liefern, in der Regel mit Lieferscheindokumentation.	■ Bei geordneter Nachbestellung wird Zeit für fundierte fachliche Kommunikation frei. Diese gestaltet sich, geregelt durch einen Pflegestandard, wie folgt zum Nutzen der Patienten aus:
	▶ Für jeden Bewohner wird ein Pharma-Stammblatt angelegt. Darin erfasst und dokumentiert der Apotheker alle verordneten Arzneimittel, erfasst die Gebrauchsanweisung, regelt die Reichweite und bringt diese Daten individualisiert, zusammen mit dem Abgabedatum auf der Packung an. Der Apotheker führt einen Check auf Kontraindikationen, Interaktionen und Doppelverordnungen – auch für eine definierte zurückliegende Zeit - durch.

Belieferung – bisher	Versorgung – in Zukunft
■ Fortbildungsvorträge für Heimmitarbeiter finden nur sporadisch statt.	▶ Er gleicht Arzneimittelrückrufe mit Belieferungen ab.
	▶ Er überwacht durch regelmäßige Begehungen die Arzneimittelvorträge im Heim, wobei er das Qualitätsmanagement-System mitgestaltet und sich darin einbindet.
	▶ Er schult durch regelmäßige Fortbildungsveranstaltungen die Heimmitarbeiter und stellt über den Besuch Zertifikate aus.
	▶ Er führt regelmäßige Patientensprechstunden und Patientenschulungen zu schwierigen Anwendungsformen durch (z.B. Asthma-Sprays).
	▶ Es ist eine Notfallregelung abgeschlossen.
	▶ Der Apotheker regelt die Entsorgung der Altmedikamente. *künftig:*
	▶ Er stellt die Arzneimittel (Blisterung).

1 Versorgung von Heimen – rechtliche Aspekte

1.1 Was führte zum Gesetz?

Der Gesetzgeber hat nunmehr die Versorgung von Heimen, insbesondere von Alten- und Pflegeheimen, erstmals umfassend rechtlich geordnet. Vorrangiges Ziel der Gesetzesänderung war eine Erhöhung der Arzneimittelsicherheit sowie eine kostengünstigere und teilweise auch einfachere Arzneimittelversorgung. Die Sicherheit und Qualität der Arzneimittelversorgung in Heimen soll gesteigert und die medizinische-pharmazeutische Versorgung und Betreuung der Heimbewohner verbessert werden.

Die unbefriedigende Arzneimittelversorgung und Ausgabe in Heimen war in der Vergangenheit Gegenstand zahlreicher Diskussionen. Insbesondere wurde immer wieder die chaotische Liefererlangung der Arzneimittel sowie die unbefriedigende, teilweise sogar schon gefährliche, Situation der Medikamentenausgabe thematisiert. Gerade beim zentralen Versorgungsschritt, nämlich dem Stellen der Arzneimittel in Heimen, treten immer wieder gravierende Qualitätsmängel auf. Häufig fehlt es an einer geordneten und ordnungsgemäßen Lagerung der Arzneimittel. Teilweise ist lediglich festgelegt worden, dass die Arzneimittel in einem abschließbaren Schrank aufzubewahren sind. An einer fachgerechten Überprüfung der vorhandenen Arzneimittelvorräte fehlt es oftmals gänzlich. Qualitätsmängel hinsichtlich der ordnungsgemäßen, bewohnerbezogenen Aufbewahrung sowie bei der rechtzeitigen Nachbeschaffung der einzunehmenden Arzneimittel sind ebenfalls nicht selten. Zum Beispiel werden lebenswichtige Medikamente (beispielsweise Betablocker) über einen Zeitraum von mehreren Tagen nicht gegeben, weil die Vorräte verbraucht sind und der für die Verschreibung zuständige Arzt erst in ein paar Tagen das Heim wieder aufsucht. Die Pflicht, die Heimbewohner und die für die Verabreichung oder Anwendung der Arzneimittel Verantwortlichen entsprechend über die Medikamentenversorgung zu beraten und zu informieren, war bisher nirgendwo verankert.

Zudem ist durch die Einführung der zweiten Stufe zur Pflegeversicherung eine Anzahl von Krankenhausbetten oder Betten in gleichgestellten Einrichtungen in stationäre Pflegebetten umgewandelt worden. Sie sind dadurch aus der Versorgung nach § 14 Apothekengesetz heraus gefallen, eine sachgerechte Kontrolle dieser Heilmittelbestände durch Apotheker war nicht mehr sichergestellt. Zusätzlich entstanden den Krankenkassen erhebliche Mehrkosten für Arzneimittel, da eine vertragliche Regelung zwischen Heimträgern und öffentlichen Apotheken für eine kostengünstigere Arzneimittelversorgung nach der bisherigen Gesetzeslage (§ 11 Apothekengesetz a. F.) nicht möglich war.

Versorgung von Heimen – rechtliche Aspekte

Um die oben aufgezeigten Missstände zu beseitigen und um eine Verbesserung der medizinisch-pharmazeutischen Versorgung und Betreuung von Heimbewohnern herbeizuführen, hat der Gesetzgeber mit Art. 1 Nr. 2 des Gesetzes zur Änderung des Apothekengesetzes vom 21.08.2002 (BGBl. 1, S. 3352) einen neuen § 12 a in das Gesetz über das Apothekenwesen eingeführt. Darin regelt der Gesetzgeber nunmehr ausdrücklich einen Versorgungsvertrag zwischen dem Inhaber einer Erlaubnis zum Betrieb einer öffentlichen Apotheke und dem Träger eines Heims im Sinne des § 1 Heimgesetz. Nach bisherigem Recht wurde die Arzneimittelversorgung der Bewohner von Alten- und Pflegeheimen weitgehend nach der freien Entscheidung von Heimträgern, im Einzelfall auch auf der Grundlage von Absprachen zwischen Heimträger und einer oder mehrerer Apotheken praktiziert. Mit der Einführung des § 12 a Apothekengesetz ist der Gesetzgeber auch einem Bedürfnis gefolgt, das sich aufgrund der am 01.01.2002 in Kraft getretenen Änderung des Heimgesetzes ergeben hat. Nach § 11 Abs. 1 Nr. 10 Heimgesetz darf ein Heim nur betrieben werden, wenn der Träger und die Leitung sicherstellen, dass zum einen die Arzneimittel bewohnerbezogen und ordnungsgemäß aufbewahrt und zum anderen die in der Pflege tätigen Mitarbeiterinnen und Mitarbeiter mindestens einmal im Jahr über den sachgerechten Umgang mit Arzneimitteln beraten werden. Diese Neufassung legte den Schluss nahe, dass Versorgungsverträge notwendig seien. Allerdings war dies vor der Änderung des Apothekengesetzes nach § 11 Apothekengesetz a. F. (s. o.) untersagt. Mit der neuen Regelung des § 12 a im Apothekengesetz hat der Gesetzgeber demnach eine Lücke zum aktuellen Heimgesetz geschlossen. Ursprünglich sah der Entwurf eines Gesetzes zur Änderung des Apothekengesetzes in Art. 1 Nr. 7 b (Bundestagsdrucksache 14/756 S. 4) vor, dass, sofern Pflegeheime die gleichen Voraussetzungen erfüllen wie die bisher im Gesetz aufgeführten Vor- und Spezialeinrichtungen, sie diesen gleichgestellt werden sollen, was dazu geführt hätte, dass Heime auch Versorgungsverträge mit Krankenhäusern nach § 14 Abs. 2 und 4 Apothekengesetz a. F. hätten schließen dürfen. Diese vorgeschlagene Regelung für Pflegeheime ist jedoch nicht befürwortet worden und es ist bewusst darauf verzichtet worden, Pflegeheime durch Krankenhausapotheken beliefern zu lassen (Bundestagsdrucksache 14/8930, S. 3). Als Begründung wurde insbesondere aufgeführt, dass die Belieferung von Bewohnern in Pflegeheimen mit Arzneimitteln aus der Krankenhausapotheke den Einstieg in die Verzahnung von ambulanter und stationärer Arzneimittelversorgung darstellen würde.

Für die Pflicht zum Abschluss von Versorgungsverträgen zwischen den Trägern von Alten- und Pflegeheimen und öffentlichen Apotheken, die der neue § 12 a Apothekengesetz nunmehr vorsieht, hat der Gesetzgeber eine Übergangsfrist von einem Jahr nach Verkündung des Änderungsgesetzes, also bis zum 28.08.2003, vorgesehen. Damit sollte vernünftigerweise Heimen und Apotheken hinreichend Gelegenheit gegeben werden, sich auf die neue Rechtslage einzustellen. Eine Heimversorgung auf der Grundlage von Versorgungsverträgen nach dem neugefassten Apothekengesetz ist daher erst ab dem 28.08.2003 möglich. D. h., dass ein schriftlicher Vertrag, auf dessen Grundlage eine Apotheke bereits zu einem früheren Zeitpunkt tätig werden soll, nicht genehmigungsfähig wäre.

1.2 Beschreibung des Regelungsrahmens

Nach der Gesetzesänderung darf die Heimversorgung nur noch auf der Grundlage eines Versorgungsvertrages erfolgen. Der Gesetzgeber hat in dem neu eingeführten § 12 a Apothekengesetz den Regelungsrahmen festgelegt, wobei jedoch die Einzelheiten sowie die Details des Leistungsangebots einer Verhandlung zwischen den Vertragspartnern vorbehalten bleiben. In der Praxis wird sich zeigen, ob die getroffenen Regelungen geeignet sind, die Heimversorgung zu verbessern. An dieser Stelle soll lediglich kurz skizziert werden, welche Eckpunkte zwingend in den Vertrag mit aufzunehmen sind, damit die zuständige Behörde die gesetzlich erforderliche Genehmigung erteilen kann. Die Behörde überprüft den Vertrag ausschließlich darauf, ob er den gesetzlichen Vorgaben des § 12 a ApoG entspricht. Zu den gesetzlichen Vorgaben zählen im Einzelnen:

- Die Lage der vertragsschließenden Apotheke und des zu versorgenden Heimes müssen dem **Kreisprinzip** entsprechen (§ 12 a Abs. 1 Nr. 1 ApoG).
- Heimträger und Apotheker müssen die ordnungsgemäße Arzneimittelversorgung konkret nach Maßgabe von § 12 a Abs. 1 Nr. 2 ApoG vertraglich vereinbaren. Dabei müssen **Art und Umfang der Arzneimittelversorgung** vertraglich ausdrücklich geregelt werden. Das **Zutrittsrecht** muss festgelegt sein, d.h. der Vertrag muss eine Regelung dahingehend enthalten, dass der Heimträger dem Apotheker das Recht gewährleistet, das Heim und die der Arzneimittelversorgung der Bewohner dienenden Räume zur Erfüllung der ihm obliegenden gesetzlichen und vertraglichen Pflichten jederzeit betreten zu können. Ferner muss vertraglich geregelt werden, dass der Apotheker persönlich oder durch sein pharmazeutisches Personal die Arzneimittelvorräte überprüft. Dabei hat er insbesondere auf die einwandfreie Beschaffenheit und die **ordnungsgemäße bewohnerbezogene Aufbewahrung der Arzneimittel** zu achten. Der Gesetzgeber schreibt ferner vor, dass die **Dokumentation der Versorgung** vertraglich festgelegt sein muss. Der Apotheker muss sich daher verpflichten, sein Tätigwerden im Rahmen des Versorgungsvertrages durch schriftliches Protokoll zu dokumentieren.
- Zudem muss der Vertrag eine Vereinbarung über die Verpflichtung des Apothekers zur **Information und Beratung** der Heimbewohner sowie der Heimmitarbeiter nach § 12 a Abs. 1 Nr. 3 ApoG enthalten. Der Apotheker ist demnach verpflichtet, im Rahmen des Versorgungsvertrages folgende Beratungsaufgaben zu übernehmen:

  – Persönliche Information und Beratung der Heimbewohner zu den gelieferten Produkten nach Maßgabe von § 20 Abs. 1 ApBetrO, soweit dies zu deren Sicherheit erforderlich ist.
  – Information der Heimbeschäftigten zur sachgerechten Lagerung und über Risiken von Arzneimitteln.

– Der Vertrag darf die **freie Apothekenwahl** der Heimbewohner nicht einschränken und **keine Ausschließlichkeitsbindung** zugunsten einer Apotheke enthalten (§ 12 a Abs.1 Nr. 4 u. 5 ApoG).

Die vorbezeichneten Punkte sind zwingend in den Vertrag mit aufzunehmen, da der Gesetzgeber sie ausschließlich in § 12 a Apothekengesetz vorgeschrieben hat und eine Genehmigung seitens der zuständigen Behörde sonst nicht erfolgen kann. Hinsichtlich der möglichen Regelungen eines Versorgungsvertrages wird auf den unter Ziffer 8.3 abgedruckten Mustervertrag sowie die unter Ziffer 8.2 aufgeführte Kommentierung verwiesen.

Der weitere Inhalt des Versorgungsvertrages bleibt den Vertragspartnern vorbehalten. Folgende Leistungsangebote können z. B. mit den Apotheken noch verhandelt werden:

- Durchführung von Schulungen über den sachgerechten Umgang und richtige Anwendung von Arzneimitteln, wobei die Schulung auch das Vorstellen neuer Arzneimittel und Indikationsbereiche einschließt.
- Die jeweilige Prüfung von Kontraindikationen und Wechselwirkungen aktuell verordneter Medikamente durch die Apotheke und Abgleich mit bereits vorhandenen Arzneimitteln.
- Regelungen für Notfallversorgung durch Hintergrunddienst der Apotheke außerhalb der Ladenschlusszeiten und die Festlegung einer maximalen normalen Reaktionszeit der Apotheke.
- Mindestens eine Stationsbegehung pro Jahr mit Protokoll.
- Mithilfe bei der Rezeptbeschaffung für ausgegangene Medikamente.
- Erstellung einer bewohnerbezogenen Arzneimittelliste für die Einrichtung.
- Wartung und messtechnische Kontrolle von Blutzuckermessgeräten und Blutdruckmessgeräten.

2 Datenerhebung

2.1 Grund- oder Stammdaten – Allgemeines

Eine geordnete Versorgung beginnt mit der Erhebung und Verknüpfung aktueller, verlässlicher Daten über die zu versorgenden Bewohner. Hier kann die Apotheke mit ihrer Spezialsoftware auf ihre modernen EDV-Systeme zugreifen. Ohne diese ist eine Heimversorgung – nicht nur Belieferung – nicht mehr denkbar. Die Systeme aller Anbieter sind unterteilt in Stammdaten der Heime und deren Bewohner, in Daten von gelieferten und zu liefernden Medikamenten mit Einnahmehinweisen und Verbrauchsfortschreibung sowie in Stammdaten von Ärzten und Krankenkassen. Die Anlage von medizinischen Grundinformationen, z.B. von der CD des Rechenzentrums, ist möglich.

Über ein Faktura-Programm können die gewonnenen kaufmännischen Daten der Rechnungsschreibung und Buchhaltung zugeführt werden.

Es ist klar, dass zuvor eine Datenschutzvereinbarung (s. Abb. 2.1) geschlossen werden muss. Abbildung 2.1 zeigt ein einfaches Formular. Eine ausführliche Version bietet die Anlage 5 zu den Empfehlungen der Bundesapothekerkammer (s. Anhang I). Die Erklärung ist wesentlicher Bestandteil der bewohnerbezogenen Dokumentation im Heim (s. Kap. 4.3.2).

Die folgende Übersicht stellt dar, was von einem Programm zu fordern ist. Die Ausführungen sind angelehnt an die Möglichkeiten des Programms 50+ von CSE:

Stammdaten	Verarbeitung	Auswertung
Pflegeheim	Auskunft	Bestandsliste →
Patient	Medikamentenblatt	Reichweitenkontrolle
Medikament	Rezepteingabe	Rezeptanfragen
Medikamente	Wochenplan	
Darreichungsform	Buchungen	
Einheiten/Dosierung		
und evtl.		
Farbe der Medikamente		
Formen der Medikamente		
Krankenkassen		
Ärzte		
Benutzerverwaltung		
Optionen		

Datenerhebung

> **Datenschutzvereinbarung**
>
> Ich bin damit einverstanden, dass die
>
>   **Adler-Apotheke**
>   **Dr. Ulrich Räth e.K.**
>   **26506 NORDEN**
>
> meine personenbezogenen Daten ärztlicher Verordnungen sowie Daten aus der Selbstmedikation zu meiner persönlichen Beratung und Betreuung (z.B. Abgleich von Arzneimittelwechselwirkungen, Quittierung von Eigenleistungen gegenüber Krankenkasse und Finanzamt) speichert. Die Daten dürfen nicht an dritte Personen weitergegeben werden.
>
> Erika Mustermann
> Osterstraße 1234
> 26506 Norden
>
> Mit der Speicherung meiner Daten bin ich einverstanden.
>
> Norden, 19.07.03   _____
>   Unterschrift

Abb. 2.1: Einverständniserklärung

Jede der Zeilen erlaubt per Mausklick eine vertiefende Betrachtung. Dieses Programm eignet sich auch zum Auseinzeln und zur Einzelblisterung der gelieferten Medikamente. Das Blistern ist aber derzeit der normalen Apotheke aus rechtlichen Gründen nicht erlaubt (s. Kap. 4.3.2).

2.2 Grunddaten und ihre Anlage im Einzelnen

2.2.1 Personenbezogene Grunddaten

Ähnlich aufgebaut wie das CSE-Programm, jedoch nicht so tief strukturiert und nicht zum Blistern geeignet, ist das Programm „Kundenverwaltung mit Pharmazeutischer Betreuung" von Lauer. Es ist integriert in Lauer-Winapo und hat den Vorteil einer großen Verbreitung in Apotheken.

Hieraus sollen als Lösungsmöglichkeit Eingabemasken und Datenverknüpfungen gezeigt werden:

- Heimgrunddaten
  z.B. Pflegeheimanlage, Stationsanlage, Zimmeranlage
  Wichtig sind die Telefonnummern und die Nennung der Ansprechpartner
- Grunddaten der Krankenkassen und Ärzte
- Grunddaten Patient
  Hier ist die genaue Anlage von bewohnerbezogenen Daten wichtig:
  Name
  Hausliste (Heimname, Station, Zimmer)
  Krankenkasse mit Nummer, um die richtige Geschäftsstelle zu ermitteln
  Versichertennummer
  Versichertenstatus (frei / nicht frei / Privat etc.)
  Geburtsdatum mit Hinweis auf „runde" Geburtstage und Jubiläen
  Kundenkarte
  behandelnder Arzt bzw. Ärzte
  ggf. zusätzliche „Interessen"

Bei Statusangaben ist besondere Sorgfalt angezeigt, denn zur Zeit ist mehr als jedes zweite Rezept beim Versichertenstatus falsch ausgefüllt. Da die Heimbewohner ja in der Regel nicht selber in der Apotheke stehen, kann man sich die Befreiungskarte nicht zeigen lassen. In den meisten Fällen bleibt deshalb nur ein Anruf bei der Krankenkasse übrig – unter Angabe der Versichertennummer. Da falsche Auskünfte ärgerliche finanzielle Konsequenzen nach sich ziehen, ist separat oder im System zu vermerken, welcher Krankenkassenmitarbeiter wann welche Auskünfte gab.

Leider passiert es trotz aller Vorsicht, dass Angehörige nach Erhalt der ersten Rechnung mit einer nachträglichen Befreiung in die Apotheken kommen und die Rechnung deshalb nicht bezahlen wollen.

Da die Rezepte dann in aller Regel schon bei der Krankenkasse sind, können sie nicht mehr geändert werden. Hier übernimmt dann in vielen Fällen, vor allem bei unbeholfenen Angehörigen, ein Apothekenmitarbeiter das Wieder-Inkasso bei der Krankenkasse.

Die Kundenkarte, die von vielen Apotheken ausgegeben wird, hat bei noch gehfähigen Bewohnern meist die Funktion eines „Guide" bzw. eines Bonusträgers für das freiverkäufliche Sortiment, denn für die Apotheke stehen ja alle relevanten Daten in der Grunddatei.

2.2.2 Medizinische Grunddaten

Bei deren Anlage wird nach den Grundsätzen von „Pharmaceutical Care" verfahren, wie im Kapitel 6 ausgeführt ist. Deshalb sei hier nur eine Kurzdarstellung gegeben. Auch im Kapitel 3 „Liefermodalitäten" wird darauf eingegangen.

Datenerhebung

Anlage einer Medikationsliste durch das System und Kopiedokumentation der Rezepte

Das EDV-System ordnet beim Abbuchen, wenn der Patientenname korrekt eingestellt ist, die verordneten Medikamente chronologisch zu (s. Abb. 2.2). Es kann also bei Rückfragen jederzeit nachgeschaut werden, ob z.B. das nachgefragte Medikament überhaupt verordnet war. Aus Gründen der Beweisführung ist es aber trotzdem zweckmäßig, jedes Rezept zu kopieren und bewohnerbezogen abzulegen (Ablagesystem s. Kap. 3.3).

Somit baut sich mit Hilfe des Systems in kurzer Zeit eine aktuelle Liste auf. Es sind nur einmal zu Beginn der Versorgung die vorhandenen Bestände zu erfassen. Einmal gewählte Generika bestimmter Firmen sollten beibehalten werden.

Abgleich der jeweiligen Medikation auf Interaktionen – Risikocheck

Es ist wichtig, neu verordnete Medikament mit dem früheren abzugleichen, was mit dem System mit Hilfe der Taste „Pharmazeutische Betreuung" ohne großen Zeitaufwand möglich ist. Hinweise auf Unverträglichkeiten auch bei länger zurückliegenden Medikationen sind immer dann nützlich, wenn die Vorverordnung nicht vollständig aufgebraucht wurde. Es ist deshalb für den versorgenden Apotheker immer wichtig zu wissen, was sich aus „älteren Zeiten" noch im Medikamentenfach des Bewohners befindet. So kann z.B. interveniert werden, wenn sich eine hochgradige Prostatahypertropie eingestellt hat und noch für den „Sommertag X" Anti-Allergika-Tabletten im Fach liegen bzw. vom Bewohner selbst verwaltet werden. Hier ergeben sich meist Wechselwirkungen (Näheres, insbesondere zum sensiblen Umgang mit Interaktionen gegenüber dem Arzt und Patienten, siehe Kap. 6.3).

Dosierungsfestlegung und Reichweitenfestlegung

Dies ist besonders in der Anfangsphase der Versorgung sehr zeitaufwendig. Gut gestaltete Packungsetiketten mit Dosierungsangaben und ein Medikationsblatt, das auch Modalitäten, wie z.B. „mit viel Wasser einnehmen" berücksichtigt, erhöhen die Arzneimittelsicherheit (Näheres s. Kap. 6.3).

Einteilung nach Indikationen für „Disease-Management"

Hier werden in der Zukunft von den Apothekern zusätzliche Aktivitäten verlangt werden. Darum wird dieses Thema in einem eigenen Kapitel (s. Kap. 6.2) abgehandelt und hier ausgespart, da es noch keine Bedeutung in der Alltagsroutine hat.

Grunddaten und ihre Anlage im Einzelnen

Adler - Apotheke Dr.Ulrich Räth e.K.
Dr. Ulrich Räth
Neuer Weg 23
26506 Norden

Telefon: 04931/4141
Telefax: 04931/14834

Frau
Mustermann, Erika
Osterstr. 1234

26506 Norden

Auflistung der Medikation
01.01.2003 - 03.07.2003
(Gesamtübersicht)

Norden

Bezugsdatum	Menge	Artikelname	Packung	Verkaufsart	Betrag
14.01.2003	2	LEVOMEPROMAZIN neuraxpharm	100ml	RZO	0,00 €
14.01.2003	2	PROMETHAZIN neuraxpharm Loes	100ml	RZO	0,00 €
28.01.2003	1	GLIB ratiopharm S 3,5 Tabl.	120St	RZO	0,00 €
28.01.2003	2	PROMETHAZIN neuraxpharm Loes	100ml	RZO	0,00 €
11.02.2003	1	TRIAZID v. CT Filmtabl.	50St	RZO	0,00 €
25.02.2003	2	LEVOMEPROMAZIN neuraxpharm	100ml	RZO	0,00 €
25.02.2003	2	PROMETHAZIN neuraxpharm Loes	100ml	RZO	0,00 €
25.02.2003	1	INSUMAN Comb 25 100 I.E./ml Inj	5X3ml	RZO	0,00 €
25.03.2003	2	LEVOMEPROMAZIN neuraxpharm	100ml	RZO	0,00 €
25.03.2003	2	ASS RATIOPHARM 300 Tabl.	50St	RZO	0,00 €
25.03.2003	1	GLIB ratiopharm S 3,5 Tabl.	120St	RZO	0,00 €
25.03.2003	2	PROMETHAZIN neuraxpharm Loes	100ml	RZO	0,00 €
08.04.2003	1	TRIAZID v. CT Filmtabl.	50St	RZO	0,00 €
08.04.2003	2	PROMETHAZIN neuraxpharm Loes	100ml	RZO	0,00 €
08.04.2003	2	LEVOMEPROMAZIN neuraxpharm	100ml	RZO	0,00 €
23.04.2003	2	PROMETHAZIN neuraxpharm Loes	100ml	RZO	0,00 €
23.04.2003	1	INSUMAN Comb 25 100 I.E./ml Inj	5X3ml	RZO	0,00 €
23.04.2003	1	BERLIFINE 0,33x12 mm Kanuelen	100St	RZO	0,00 €
07.05.2003	2	LEVOMEPROMAZIN neuraxpharm	100ml	RZO	0,00 €
07.05.2003	1	MOLSIDOMIN 8 retard Heumann T	60St	RZO	0,00 €
20.05.2003	2	PROMETHAZIN neuraxpharm Loes	100ml	RZO	0,00 €
03.06.2003	2	LEVOMEPROMAZIN neuraxpharm	100ml	RZO	0,00 €
03.06.2003	1	TRIAZID v. CT Filmtabl.	50St	RZO	0,00 €
11.06.2003	2	PROMETHAZIN neuraxpharm Loes	100ml	RZO	0,00 €
11.06.2003	1	GLIBENCLAMID 3,5 Heumann Tab	120St	RZO	0,00 €
24.06.2003	2	LEVOMEPROMAZIN neuraxpharm	100ml	RZO	0,00 €
24.06.2003	2	PROMETHAZIN neuraxpharm Loes	100ml	RZO	0,00 €
24.06.2003	1	INSUMAN Comb 25 100 I.E./ml Inj	5X3ml	RZO	0,00 €
01.07.2003	2	PROMETHAZIN neuraxpharm Loes	100ml	RZO	0,00 €
				SUMME	**0,00 €**

Abb. 2.2:   Medikationsliste

Angaben von Vorerkrankungen etc.

Allergien, Vorerkrankungen, gängige Vitalwerte, v.a. abweichende, wie erhöhtes Cholesterin, können hier mit aufgenommen werden.

2.2.3 Kaufmännische Grunddaten und Rechnungsstellung

Die Rechnungsdaten werden nach der jeweiligen Lieferung in das Faktura-Programm der EDV-Anlage übernommen.

Diesen Daten ist genauso viel Aufmerksamkeit zu widmen wie den medizinischen. In vielen Fällen werden von kritischen Angehörigen oder bestellten Rechtspflegern die Überweisungen vorgenommen, und bei vielen hat sich aus alten Zeiten das Bewußtssein „Rentner = frei" erhalten, so dass Rechnungen sehr oft angezweifelt werden.

Da der reklamierende Angehörige in vielen Fällen zunächst zur Stations- bzw. Heimleitung geht, ist besonders gewissenhaft und zeitnah mit der Rechnungsstellung zu verfahren, auch bei Kleinbeträgen, um Schwierigkeiten mit der Heimleitung gar nicht erst aufkommen zu lassen.

Manchmal ist auch noch Usus, dass das Heim für die Apotheke den Einzel- oder Sammelinkasso übernimmt, jedoch ist der Einzelrechnung mit Inkasso durch die Apotheke der Vorzug zu geben. In zunehmendem Maße lehnen Heimmitarbeiter ein Inkasso ab, weil sie schon verdächtigt wurden, die Beträge in die eigene Tasche zu „schieben". Dagegen ist es kein Problem, die Mitarbeiter zum Verteilen der Rechnungsbriefe zu gewinnen, um Porto zu sparen.

Außerdem ist bei gewissenhafter Pflege des Systems und der Zuordnung jedes Verkaufs in das Faktura-Programm die Abrechnung kein Problem und kann leicht von der PKA oder der Büromitarbeiterin selbständig erledigt werden. Zum Abgleich auf vollständige Erfassung dienen die kopierten Rezepte. Um den Kopieraufwand bei dem Ablegen einer Rechnung in Grenzen zu halten, genügt auch meist der Ausdruck aus dem EDV-System und der Hinweis darauf, dass die Rezepte in Kopie in der Apotheke eingesehen werden können, wie in den Abbildungen 2.3 und 2.4 dargestellt.

Man hat natürlich in der Buchhaltung dann eine Fülle von Kleinrechnungen, deren Zahlungseingänge überwacht werden müssen, aber auch das ist bei den heutigen elektronischen Möglichkeiten kein echter Hinderungsgrund. Die Praxis zeigt zudem, dass es fast zu keinen Zahlungsausfällen kommt. Außerdem wird durch die meist monatlich versandte „Post" von der Apotheke die Bindung an den Versorgungsbetrieb verstärkt. Und schließlich können diese Rechnungsbriefe auch genutzt werden, um z.B. auf Aktionen, Sprechstunden oder preiswerte Blutdruckmessgeräte usw. hinzuweisen.

Da der Heimpatient nur selten „in persona" in der Apotheke erscheint, kann sich bei der „Mannschaft" oft nicht das „Elementargefühl – ein guter Kunde kommt"

Grunddaten und ihre Anlage im Einzelnen

Adler - Apotheke Dr.Ulrich Räth e.K.
Neuer Weg 23
26506 Norden
Tel.: 04931/4141
Fax: 04931/14834

Adler - Apotheke Dr.Ulrich Räth e.K., Neuer Weg 23, 26506 Norden

Herr
Hans Mustermann
Osterstr. 1234

26506 Norden

Datum: 31.05.2003
Kunden-Nr: 1049

Rechnung

Rechnungsnummer: 2000995

Menge	PZN	Artikelname	Pack-Gr	Preis
1	4152209	LEFAXIN Pump liquid Susp.	50 ml	6,82 €
Nettobetrag	**16,00 % MwSt**	**7,00 % MwSt**	**Gesamtrabatt**	**Rechnungsbetrag**
5,88 €	0,94 €	0.00 €	0.00 €	6,82 €

Abb. 2.3: Rechnung

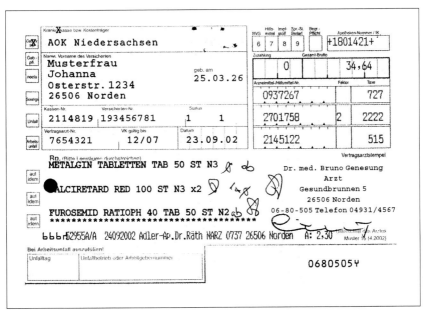

Abb. 2.4: Dokumentation der Rezepte

Statistik: Kundenumsatzstatistik				Datum: 03.07.2003
	IV / 2002 (€)	I / 2003 (€)	II / 2003 (€)	III / 2003 (€)
Wareneinsatz (EK)	363,29	202,42	281,36	12,50
Warenumsatz (VK)	593,57	342,11	511,18	25,28
Rabatt	0,00	0,00	0,00	0,00
Realisierter Umsatz	558,21	309,14	461,31	23,00
Finanzumsatz	4,00	0,00	0,00	0,00
Rezeptsumme (GKV/PC)	589,57	342,11	511,18	25,28
Rezepterstattung (GKV/PC)	554,21	309,14	461,31	23,00
Ø Rezeptwert	49,13	57,02	63,90	25,28
Rezeptanzahl	12	6	8	1
Besuchshäufigkeit	12	6	8	1

Abb. 2.5: Kundenumsatzstatistik

aufbauen. Deshalb ist die vom System erstellte Kundenumsatzstatistik (s. Abb. 2.5) besonders wichtig.

Vereinbarte Konditionen, was meist mit Angehörigen erfolgt, z.B. Meritene®-Preise bei einer bestimmten Abnahmemenge, können ebenfalls mit eingefügt werden.

3 Bestell- und Liefermodalitäten

3.1 Allgemeine Voraussetzungen für einen Versorgungsvertrag

Bei der Umstellung von reiner Lieferung zur Versorgung gibt es erfahrungsgemäß Missverständnisse.

Auch für viele Heimmitarbeiter stellt sich durch den Versorgungsvertrag die eigene Aufgabenstellung oft anders dar. Kurzgefasst muss deshalb

- das Bewusstsein für die Vorteile eines Versorgungsvertrages mit einer bestimmten Apotheke geweckt werden. Es müssen eventuelle Widerstände bei Mitarbeitern abgebaut werden, die Angst vor einem Apothekenwechsel haben oder um die Aushöhlung ihrer Kompetenz fürchten,
- die schnelle Belieferung und kurze Vorlaufzeit für das Heim auch außerhalb der Öffnungszeiten nach Absprache herausgestellt werden,
- durch Besprechungen und verstärkte Zusammenarbeit zwischen Heimleitung, Pflegemitarbeitern und Apotheke die Beratungspflicht durch die Apotheke und der Wunsch nach Information und aussagekräftiger Dokumentation, um die Arzneimittelsicherheit zu erhöhen, verankert werden, „Pharmaceutical Care" muss erläutert werden,
- die regelmäßige Überprüfung erklärt werden,
- das Verständnis geweckt werden, dass nur eine ständige Aktualisierung der Bewohnerliste der Apotheke ein korrektes Liefern gestattet. Änderungen ergeben sich z.B. durch Heimwechsel, Neuaufnahme, Tod, Wechsel des bestellten Pflegers, längere Einlieferung in ein Krankenhaus,
- der Umfang der Lieferung geklärt sein. Wenn die Apotheke auch Heil- und Hilfsmittel liefern kann, muss bei Ausschreibungen um die Möglichkeit eines Angebots gebeten werden.

3.2 Bestell- und Liefermodalitäten im Einzelnen

Hier bestehen in der Regel immer sehr individuell ausgestaltete Vereinbarungen.

Die folgenden Ausführungen sollen diese Regelungen, wenn sie zur Zufriedenheit der Beteiligten funktionieren, auch nicht in Frage stellen, sondern nur Handlungsanweisungen geben.

Es muss von dem Grundsatz ausgegangen werden, dass die Nachrichtenübermittlung schriftlich erfolgen sollte – entweder wird das Rezept im Original übersandt oder als Fax, wobei geklärt sein muss, wie die Rezepte im Heim oder beim Arzt zur Verfügung der Apotheke und zur Abholung durch die Apotheke gehalten werden.

Telefonkontakte für Bestellungen sollten nur bei Wünschen nach z.B. nicht verordneten, also freiverkäuflichen oder apothekenpflichtigen Medikamenten vorgenommen werden.

Anrufe in Notfällen oder z.B. als Ankündigung von Bestellungen seltener gebrauchter Medikamente sind selbstverständlich jederzeit möglich.

3.2.1 Bestellung

Zunächst muss festgelegt sein, wer vom Heim bestellen darf. Grundlage ist dann, wie gezeigt, das Rezept. Weiter muss bei geh- und/oder geschäftsfähigen Bewohnern klargestellt sein, ob sie die Belieferung durch die Versorgungsapotheke wünschen (s. Kap. 8.4). Viele Heime gehen dazu über, sich dies schriftlich vom Bewohner bestätigen zu lassen.

Das Rezept erhält die Apotheke dann über drei mögliche Wege:

- Die Rezepte werden der Apotheke durch Boten des Heims übergeben, z.B. dem Hausmeister oder Zivildienstleistenden, die die Rezepte in die Apotheke bringen. Die Boten sind der Apotheke bekannt. Die Rezepte wurden zuvor im Heim gesammelt bzw. wurden von gehfähigen Bewohnern dem Boten mitgegeben. Oft handelt es sich hier auch um dringende Medikamente, die der Arzt bei einem Dringlichkeitsbesuch verordnet hat. Die Apotheke muss sich hier nicht selbst um den Rezepterhalt kümmern.
- Die Rezepte werden im Heim gesammelt und von der Apotheke zu einem vereinbarten Zeitpunkt abgeholt, ggf. nach vorherigem Faxen. Die Rezepte wurden von den Heimärzten im Rahmen ihrer Routinebesuche ausgestellt, die meist am frühen Nachmittag stattfinden. Diese Rezepte werden z.B. um 16:00 Uhr abgeholt.
- Die Apotheke erhält eine bewohnerbezogene Medikamentenanforderungsliste (s. Abb. 3.1) mit den Medikamentendefekten der Patienten und übernimmt bei den einzelnen Ärzten die Rezeptbeschaffung. Oft hat auch die Stationsleitung beim Arzt angerufen und teilt der Apotheke mit, dass da ein Rezept liegt. Wie im Kapitel 6 ausgeführt, kann hier mit Hilfe einer Reichweitenkontrolle eine Vereinfachung eingeführt werden. Die Bestelllisten werden in der Regel um 11:00 Uhr abgeholt.

Hier ergeben sich in der Regel die Hauptschwierigkeiten, die aus Apothekensicht im Folgenden aufgelistet werden sollen. Sicher gibt es noch weitere Beispiele, aber die im Folgenden aufgezeigten Fälle aus der Praxis sind in der Regel eine gute Ausgangsbasis, um Pflegedienstmitarbeiter für die Probleme der Apotheke zu sensibilisieren und darzulegen, warum die Rezeptbeschaffung schwer oder nicht möglich ist. Folgendes steht einem sofortigen Rezepterhalt beim Arzt im Wege:

Bestell- und Liefermodalitäten im Einzelnen

Medikamentenanforderung

Datum

Heim:	Arzt:

Name des Bewohners	Medikament	Packungs-größe	Nähere Angaben (z.B. PZN o. Beutel-art u. -größe)	Ungefähr noch vorhandene Menge	Namens-zeichen des Mitarbeiters

Abb. 3.1: Die Medikamentenanforderungsblätter werden arztbezogen erstellt

1. Die Karte des Patienten liegt in der Praxis nicht vor, es wird deshalb kein neues Rezept ausgestellt, daher übernimmt die Apotheke zur Entlastung des Heims den „Kartentransport" und bittet das Heim, die entsprechende Praxis darauf hinzuweisen, dass alsbald ein Rezept ausgestellt werden soll, da sonst zu viel Zeit verloren geht.
2. Der beabsichtigte Anruf des Heims beim Arzt hat nicht stattgefunden, deshalb hat der Arzt nichts ausgefertigt. Langwierige Recherchen, vor allem bei zwischenzeitlicher Dienstabwesenheit des Mitarbeiters, sind durch die Apotheke erforderlich.
3. Der Patient ist schon längere Zeit nicht mehr bei diesem Arzt gewesen, und der Arzt stellt deshalb nicht aus. Dies ist vorwiegend ein Wochenendproblem.
4. Der Anruf durch das Heim beim Arzt hat zwar stattgefunden, aber die Arztpraxis ist bei Apothekenbenachrichtigung bereits geschlossen (z.B. Montag- und Freitagnachmittag, Mittwoch, Samstag, Sonntag, werktags nach 11:00 Uhr, Dienstag- und Donnerstagnachmittag nach 17:00 Uhr).
5. Das Rezept war bei der Arztpraxis für den „Rundholkurs" der Apotheke noch nicht fertiggestellt. Der Bitte, es nach Fertigstellung der Apotheke zuzufaxen, wird von der Arztpraxis nicht entsprochen.

Bestell- und Liefermodalitäten

6. Der Arzt ruft im Heim mit der Bitte an, ein entsprechendes Medikament zu besorgen. Das Rezept soll gefaxt werden, was dann unterbleibt.
7. Der Arzt ist im Urlaub, und die Vertretung ist nur ungenügend geregelt. Der Bitte, die Medikamente vertretungsweise aufzuschreiben, wird oft erst in der zweiten und dritten angesprochenen Praxis entsprochen, was manchmal, vor allem noch bei Kartenbesorgung, zu riesigem Arbeitsaufwand führt.
8. Eine Verordnung ist falsch, nicht vollständig oder unleserlich, und es kann nicht sofort eine Klarheit herbeigeführt werden. Vor allem beim Inkontinenzbedarf ergeben sich oft Schwierigkeiten.

In diesem Zusammenhang muss zudem auf die Notwendigkeit der exakten Ausfüllung der Stammdaten des Heims mit den Telefonnummern kompetenter Ansprechpartner bis hinunter auf die Stationsebene (s. Kap. 2.2) hingewiesen werden, denn es ergeben sich fast immer Rückfragen aus den oben dargelegten Gründen oder neue nach Rezepterhalt. So ist z.B. zu fragen:

- Was soll mit Defekten geschehen, die nicht im vereinbarten Zeitrahmen beschafft werden können? Ist beim Bewohner noch etwas von dem Medikament vorhanden?
- Dringlichkeitsangaben bei vorab gefaxten Rezepten sind oft ungenau gefasst. Sie werden meist vom Heim auf die Faxe auf separaten Zetteln aufgebracht oder mit Bleistift auf die Rezepte geschrieben. Hier ist Präzision zu vereinbaren. Es genügt nicht der Zusatz „Eilt", sondern z.B. „Muss bis 16:00 Uhr im Heim sein." Außerdem sind Aufkleber zu vereinbaren.
- Oft ist es notwendig, Generika gegen solche anderer Firmen auszutauschen. Diese Frage ist grundsätzlicher Natur und muss mit Heim und Arzt geregelt sein.

3.3 Rezeptbearbeitung und Bereitstellung der Medikamente

3.3.1 Darstellung des Arbeitsablaufs im Überblick

Die in der Regel per Rezept, aber auch partiell im Rahmen der Selbstmedikation bestellten Medikamente werden in der Apotheke

- bewohnerbezogen zusammengestellt, auf die Rezepte gelegt und vom Fachmitarbeiter abgezeichnet,
- gebündelt und mit Namen und – nach Eingabe der Gebrauchsanweisung in das System (s. Kap. 6.3) – ggf. mit Gebrauchsanweisung versehen,
- in Ausnahmefällen geblistert (zur Blisterung s.a. Kap. 4.3.2)
- ggf. stationsbezogen beschriftet.

Rezeptbearbeitung und Bereitstellung der Medikamente

```
Name:        Vorname:      St.-A.-H./Station    Zi:
AM:         LT :19.07.03_RW:    NB:
Gebrauchsanweisung:
```

```
Name: Mustermann  Vorname: Erika  St.-A.-H./Station 22  Zi: 333
AM: Dulcolax     LT :19.07.03_RW:      NB:
Gebrauchsanweisung: 1x 1 Abends mit viel Flüssigkeit
```

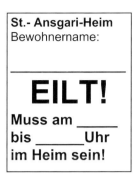

Abb. 3.2: Medikamentenaufkleber und Hinweiszettel für Eilbestellung

Die Etiketten müssen dazu genügend groß und auf eine Papierfarbe gedruckt sein, die ein leichtes Lesen erlaubt. Als Mindestangabe sollte sie außer den Personen- und Heimgrunddaten das Medikament mit Gebrauchsanweisung nochmals aufführen, ebenso das Lieferdatum (s. Abb. 3.2).

Dabei erfolgt zugleich mit dem EDV-System der Apotheke (s. Kap. 2)

- das Taxieren und Bedrucken der Rezepte,
- das Eingeben der Daten in die Medikationsdatei (s. Abb. 2.2),
- die Gewinnung der Daten für eine Rechnungslegung (s. Abb. 2.3) und das Ausdrucken der Namensschilder für die Beschriftung der Packung,
- wenn festgelegt (s. Kap. 6.3) mit DosiCare der Ausdruck der Gebrauchsanweisung (s. Abb. 3.3).

Besonderes Augenmerk verlangen die

- Lieferdokumentation, die entweder aus einer Sammlung personenbezogener Einzellieferscheine oder einem Gesamtlieferschein bestehen kann, und die Ablage der Belege,
- Nachlieferung von Defekten, die nicht am selben Tag beschafft werden können.

Dieser Arbeitsschritt ist sicher der Wichtigste im Rahmen einer Versorgung. Mit ihm werden alle anderen Vorgänge gesteuert bzw. bei Fehlern „fehlgesteuert".

3.3.2 Voraussetzungen – Material

Wichtig ist ein ungestörter, möglichst separater Arbeitsplatz mit größerer Arbeitsplatte, mit eigenem EDV-Anschluss (Bestell- und Kassenfunktion), einer Kopiermöglichkeit und einem Telefonanschluss. Die Ordnerablage für die zu sammelnden Belege sollte sich am Platz oder in unmittelbarer Nähe befinden.

Bestell- und Liefermodalitäten

Adler - Apotheke Dr.Ulrich Räth e.K., Neuer Weg 23, 26506 Norden

Frau Mustermann, Erika

Geburtsdatum:	18.10.1939
Anschrift:	Osterstr. 1234
	26506 Norden
Altenheim:	
Station:	C Zimmer: 312
Dosierungszeitraum:	20.05.2003 - 26.05.2003
Woche(n):	1 Woche
Arzt/Ärzte:	Herr Dr. med. Heinken, Frank

Bei späterer Einnahme, Verfalldatum beachten!

Frau Mustermann, Erika   Geb: 18.10.1939
Dosierungszeitraum: 20.05.2003 - 26.05.2003   Woche: 1 / 1   Blister: 1 / 1

MOLSIDOMIN 8 retard Heumann Tabl.	ChB/Verfall:
Dosierung: **1-0-1-0 St**	Bestand: Rezept! bis: Herst.: HEUMA
	BestDaten: Tbl. rund weiß D:8 mm H:3,1 mm G:200
Einnahme unabhängig von den Mahlzeit	mg Präg.V.:"|"

Abb. 3.3:   Ausdruck der Gebrauchsanweisung

Wichtig ist weiterhin eine Unterteilung in einen Bearbeitungs- und einen Packplatz, die getrennt, aber in unmittelbarer Nachbarschaft eingerichtet werden sollten, um bei größerem Rezeptanfall und dadurch bedingtem Einsatz von mindestens zwei Mitarbeitern einen gegenseitig störungsfreien Arbeitsablauf zu ermöglichen.

Der Arbeitsablauf im Einzelnen:

- Die Rezepte werden wie oben beschrieben in der Apotheke zur Vorlage gebracht.
- Falls die Rezepte mehrerer Heime gleichzeitig vorgelegt werden, sind sie heimbezogen zu ordnen, so dass immer nur ein Heim bearbeitet wird, um Fehlzuordnungen z.B. bei (regional) häufigen Namen – in Ostfriesland z.B. Gerdes, oft noch mit identischen Vornamen – zu vermeiden.

3.3.3   Rezeptbearbeitung im Einzelnen

Die Rezeptbearbeitung ist in der Apotheke Routine. Bei der Versorgung eines Heims sind jedoch Besonderheiten zu beachten.

Die Rezepte werden zunächst am EDV-Platz mit den Medikamenten aus der Schubladenschrankanlage zusammengeführt. Sperrige Packungen, z.B. Inkontinenzbedarf, werden beschriftet und z.B. an einen Sammelplatz in der Nähe des Ausgangs gestellt. Hier wird die Pharmazentralnummer per Hand auf das Rezept geschrieben, damit die Daten dann anschließend am EDV-Platz mit eingegeben werden können.

Aus Gründen der leichteren Bearbeitbarkeit – und weil es manchmal notwendig ist, einen Mitarbeiter von diesem Arbeitsplatz abzurufen – sollten nie mehr als zehn Rezepte auf einmal in der Bearbeitung sein. Dies ist natürlich eine willkürliche Größe, die sich jedoch in der Praxis bewährt hat.

Die bereitgestellten Medikamente werden gescannt, Fehlendes wird in das System eingegeben, die Rezepte werden bedruckt, wobei Rezepte mit Defekten eine Klebefahne mit auffälliger Farbe erhalten können, auf der der Defekt vermerkt wird. Natürlich ist es auch möglich, den Defekt auf dem Rezept zu vermerken. Bei langwierigen Defekten, die erst nach der vereinbarten Lieferzeit zur Auslieferung kommen, muss ein pharmazeutisch kompetenter Mitarbeiter eingeschaltet werden, der in frühem Stadium ggf. Kontakt zum Heim oder zu dem behandelnden Arzt aufnimmt.

Das Scannen von fehlenden Re-Importen darf allerdings erst nach der Auslieferung durch den Großhandel erfolgen, da nicht klar ist, ob überhaupt ein Re-Import und ggf. welcher zur Auslieferung kommt.

Die Daten werden rezeptbezogen und individuell in die Medikationsdatei des jeweiligen Bewohners eingegeben bzw. vom System, nach Bewohnereingabe, automatisch eingetragen.

In Fällen, in denen der Bewohner gebührenpflichtig ist, das Rezept voll bezahlen muss oder Mehrkosten zu leisten hat, werden die Daten an die Faktura übergeben und ein Quittungsbeleg als Anlage für die zu schreibende Gesamtrechnung gedruckt.

Den jeweiligen Gebrauchsanweisungen kommt im Rahmen der Versorgung ein besonderes Gewicht zu. Ist sie vom Arzt angegeben, ist sie auf ein separates Etikett gut lesbar auf die Packung aufzubringen. Ist keine Anweisung angegeben, muss dies geklärt werden. Dazu muss von einem fachlichen Mitarbeiter die Heimdokumentation eingesehen, kopiert und in das Apothekensystem übertragen werden. Ist sie lückenhaft, muss die Gebrauchsanweisung mit dem Verordner geklärt und eine patientenbezogene Medikamentendokumentation von der Apotheke erstellt werden. Dazu leistet das als Zusatz zu Winapo erhältliche Zusatzmodul „DosiCare" gute Hilfe (Näheres s. Kap. 6.3).

Gleichzeitig werden die Namensschilder für die Beschriftung der Medikamente gedruckt. Das Schild sollte genügend groß und gut lesbar sein und Angaben zur Station, ggf. auch zum Zimmer, enthalten (s. Abb. 3.2).

Die Rezepte werden dann mit den zusammengesuchten Medikamenten auf den Packplatz gestellt, mit den Namensschildern beklebt, die auch Zimmernummern oder Stationsangaben sowie ggf. die Gebrauchsanweisung enthalten.

Bestell- und Liefermodalitäten

Insel- und Bad-Apotheke
   Dr. Ulrich Räth
Fil. der Adler-Ap. Norden
Haus Nr. 74   26579 Baltrum
Tel: 04939-456 u. 04931-4141

Statt des Arzneimittels der Fa. _____
erhalten Sie gem. Absprache mit der Ärztin das identische Präparat von der
Fa. _____.

Auf Wunsch können wir Ihnen natürlich auch das Präparat der Fa. _____
_____ bestellen. Bitte geben Sie uns dann Bescheid.

Mit freundlichem Gruß

Dr. Ulrich Räth

Abb. 3.4: Hinweis bei Austausch eines Generikums

Defekte werden nach Eingang dazugestellt.

Falls ein Bewohner mehr als ein Medikament erhält, werden die verschiedenen Arzneimittel – jeweils mit dem Patientennamen versehen – in eine Tüte gepackt, die ihrerseits ebenfalls mit dem Namen gekennzeichnet wird.

Falls ein Generikum gegen das Medikament einer anderen Firma ausgetauscht wurde, wird ein Begleitzettel, mit entsprechenden Hinweisen, beigelegt (s. Abb. 3.4). Auf das „aut idem"-Procedere in diesen Fällen, das in jeder Apotheke individuell gehandhabt wird, sei hier nicht näher eingegangen. Jede Apotheke hat hier „Überlebensstrategien" eingeführt. Es ist selbstverständlich, dass bei „aut idem"-Ausschluss kein Austausch erfolgt. Außerdem muss im Vorfeld ein genereller Grundkonsens mit den verordnenden Ärzten hergestellt sein. Ganz wichtig ist die Abstimmung mit den Pflegemitarbeitern.

Auf den Rezepten ist das zu scannen, was tatsächlich abgegeben wurde. Die Rezepte werden kopiert, dabei wird jeweils eine A- und eine B-Kopie gezogen. „A" und „B" werden auf den Kopien vermerkt (s. Kap. 5.3).

Die A-Kopie wird mit den zu liefernden Medikamenten zusammengepackt und ist eine Anlage für die Pflegedokumentation des Heims. Damit können in vielen Fällen kritische Angehörige, die die Berechtigung der Medikamentengabe anzweifeln, von

> **Medikamente AB am** ....
> **Rezept lag noch nicht vor**
> **Rezept lag vor - in Endablage**
> **Rechnungsauftrag erteilt - frei**

Abb. 3.5: Belieferungsausführungsstempel. Hier wird der entsprechende Bearbeitungsstand angekreuzt.

Heimmitarbeitern schnell „sediert" werden, bzw. es können deren Einsprüche gleich kanalisiert werden.

Die B-Kopie erhält einen Belieferungsausführungsstempel (s. Abb. 3.5) und wird alphabetisch abgelegt. Bei größeren Heimen empfiehlt sich die Anlage von 3 Ordnern (I, II, III) als Lieferdokumentation:

I   enthält die B-Kopien der belieferten gebührenfreien Rezepte.
II enthält die B-Kopien der belieferten gebührenpflichtigen Rezepten mit zusammengeführtem Kassenstreifen sowie die Privatrezepte und die Belege für die Mehrkosten. Der Inhalt dieses Ordners ist die Grundlage für die monatliche Rechnungsstellung und dient der Überprüfung des System-Fakturaausdrucks.
III enthält z.B. die Faxe von Rezepten, die im Heim noch geholt werden müssen, und anderen unerledigten Vorgängen, bei denen tägliche Klärung zu fordern ist, sowie die vom Heim unterschriebenen Lieferscheine.

Die Ordner I und II sind zudem die Grunddokumentation für die im System gespeicherten Medikationslisten.

Es ist wichtig, die eigene Verfahrensweise genau mit dem Heim abzusprechen und in schriftlicher Form zu übergeben. Beispiele dafür wurden in das Kapitel 5.3 „Pflegestandard" aufgenommen.

Für die Anlieferung wird ein Lieferschein ausgestellt. Dieser kann, wie vorne dargestellt, eine Sammlung von patientenbezogenen Einzellieferscheinen oder ein Sammellieferschein sein.

3.4   Transport und Anlieferung

3.4.1   Allgemeines

Bei der Anlieferung ist Folgendes üblich bzw. zu beachten:

1. Es gelten keine Mindestbestellmengen. Kurze Vorlaufzeiten und schnelle Verfügbarkeit der Ware sind wichtig. Die vereinbarten Termine müssen eingehalten wer-

Bestell- und Liefermodalitäten

den, ggf. findet schnelle Hilfe bei Engpässen statt und als Sonderdienst erfolgt dann individuelle, bedarfsgerechte Anlieferung.
2. Die Apotheke als Lieferer übernimmt selbst den sicheren Transport und die Transportkosten. Im Lieferwagen müssen mehrere „Windelkartons" leicht transportiert werden können.

Entsprechend beschriftete Lieferwagen sind zudem gute Werbeträger, die ggf. das ganze Leistungsspektrum des Betriebes darstellen können.

3.4.2 Normallieferung

Die Auslieferung findet zu den mit dem Heim vereinbarten Zeiten statt. Optimal ist ein immer gleich bleibendes Procedere.

Die Medikamentenanforderungslisten und die Rezepte werden z.B. wie im Kapitel 3.2.1 beschrieben behandelt, also zu bestimmten Uhrzeiten geholt, gefaxt oder gebracht. Sie liegen montags bis freitags bis 17:00 Uhr in der Apotheke vor. „Eilige Rezepte" sind wie oben beschrieben gekennzeichnet und werden wie unten im Abschnitt „Sonderlieferung" dargestellt (s. Kap. 3.4.3) bearbeitet.

Ansonsten erfolgt die Normalauslieferung am nächsten Werktag bis 16:30 Uhr. Falls zur Bestellzettelabholung z.B. um 11:00 Uhr schon neue Rezepte im Heim liegen sollten, werden diese bereits mitgenommen, und die entsprechenden Medikamente werden dann um 17:00 Uhr bei der Routinelieferung schon im Heim angeliefert.

3.4.3 Sonderlieferung

Sie ist Notfällen und Engpässen vorbehalten. Zu Engpässen kann es in folgenden Situationen kommen:

- Ein Patient kommt am Wochenende aus dem Krankenhaus.
- Der Arzt hatte eine falsche Packung aufgeschrieben, was erst verspätet bemerkt wird. Auch die Apotheke kann natürlich einmal falsch geliefert haben.
- Es gab eine Fehleinschätzung über die noch vorhandene Medikamentenmenge.

Die Sonderlieferung muss meist nicht „auf der Stelle" erfolgen. Es hat oft Zeit, wenn die Lieferung innerhalb eines definierten engen Zeitraums erfolgt. Besonders wichtig ist die Kennzeichnung der Eilbestellung, wie unter „Bestellung" beschrieben. Für Rückfragen muss auf jeden Fall der Heimansprechpartner notiert werden.

Redundanz bei technischem Versagen bei Bestellungen außerhalb der Geschäftszeiten, falls dies vereinbart ist, muss unbedingt beachtet werden. Wenn z.B. ein Anruf über ein Textaufsprechen auf den Anrufbeantworter vereinbart ist, der zu verschiedenen festgelegten Zeiten abgehört wird, so muss einkalkuliert werden, dass das Gerät auch ausfallen kann, z.B. durch Bandriss etc. Hier ist noch eine weitere Telefonnummer, z.B. die eines Mitarbeiters oder eines City-Rufes zu vermerken (s. Tab. 3.1).

3.4.4 Annahme der Lieferung im Heim

Es muss sichergestellt sein, dass im Heim autorisierte Mitarbeiter zur Annahme der Medikamente zur Verfügung stehen. Diese müssen der Apotheke von der Heimleitung benannt werden. Die Namen sind schriftlich festzuhalten und in den „Standard" (s. Kap.5) aufzunehmen.

Die Medikamente werden mit Lieferschein geliefert (s. Kap. 3.3). Medikamente und Lieferschein werden von den Apothekenmitarbeitern den Heimmitarbeitern übergeben, gemeinsam werden die gelieferten Medikamente verglichen, und der ordnungsgemäße Erhalt der Lieferung wird von dem Heimmitarbeiter bestätigt. Die benötigten Lieferscheine können in der Regel vom EDV-System ausgedruckt werden.

Es empfiehlt sich dringend, so zu verfahren, denn damit können die oft üblichen Reklamationen „Frau Janssen hat den Melperon-Saft nicht erhalten" auf beinahe Null reduziert werden.

Die ordnungsgemäße Auslieferung wird in der Apotheke entsprechend dokumentiert, z.B. in einer besonderen Abteilung des Ordners III. Die Lieferung von Betäubungsmitteln sollte außerdem auf einem gesonderten Beleg dokumentiert werden (s. Abb. 3.6).

Erfahrungsgemäß ist es wichtig, die Handy-Nummer der diensttuenden Schwester bzw. des diensthabenden Pflegers zu haben. Falls im Bereitschaftsdienstzimmer niemand angetroffen wird, kann der Apothekenmitarbeiter über sein Betriebshandy den Diensttuenden anrufen.

3.5 Art und Umfang der Belieferung

Es ist wichtig, von Anfang an den Lieferumfang und die Liefermöglichkeiten der Apotheke darzustellen, denn das Heim hat außer der Apotheke natürlich weitere Lieferanten für den „Gesundheitsmarkt", z.B. für Ernährung, für Geräte und medizinischen Bedarf, Stomabedarf, Inkontinenzbedarf.

Da die Apotheke in der Regel der am leichtesten zu erreichende Geschäftspartner ist, der zudem „vor Ort" angesiedelt ist, kommt es v.a. am Wochenende oft zu nicht oder schwer erfüllbaren Wünschen wie „Wir brauchen dringend den Schlauch für das Absauggerät X", „Das Ventil von der Sauerstoffflasche ist kaputt", „Die Stomabeutel der Fima X wurden zu groß geliefert".

Bestell- und Liefermodalitäten

Lambertus Altenkrankenheim, Am Glockenberg 34, 45134 Essen

Beleg
für die Abgabe, Annahme und Rückgabe von Betäubungsmitteln

Abgabe, Annahme

Das Betäubungsmittel _____

für Herrn/ Frau _____

verschrieben von dem Arzt _____
auf dem BTM-Rezept mit der Nummer (14-stellig) _____

wird von der Stadtwald - Apotheke, Frankenstr.270, 45134 Essen über

Herrn/ Frau (Überbringer) _____

dem Lambertus Altenkrankenheim Station _____

am _____ geliefert.

Angenommen durch _____ am _____ .

_____ _____
Unterschrift des Überbringers (Apotheke)   Unterschrift des Empfängers (Altenheim)

Rückgabe

Das Betäubungsmittel _____

ursprünglich verordnet für Herrn/ Frau _____

wird von der Stadtwald - Apotheke, Frankenstr.270, 45134 Essen durch

Herrn/ Frau _____

zur ordnungsgemäßen Entsorgung angenommen.

Übergabe an die Apotheke durch _____ .

_____ _____
Unterschrift des Übergeber (Altenheim)   Unterschrift des Annehmenden (Apotheke)

Abb. 3.6: Bei größerem Lieferumfang an Betäubungsmitteln kann zur besseren Kontrolle ein solches Formular eingesetzt werden

Bestellung und Lieferung im Überblick

Tab. 3.1: Bestellung und Lieferung durch die Adler-Apotheke im Überblick

Service-Leistung	Beschreibung Rezepte Bestellbücher	Zielgruppe	Nutzen für das Heim	Auskunft Information Anforderung
Normallieferung bezeichnet als 24-Stunden-Schnelldienst	1) Bestellungsformulare werden an individuell festgelegten Tagen Mo-Do bis 11:00 Uhr im Heim fertiggestellt. Sie werden vom Apothekenmitarbeiter dort abgeholt und zu den Ärzten gebracht. Die Rezepte werden am Folgetag bis 11:00 Uhr bei den Ärzten abgeholt. Bis 17:00 Uhr werden die Medikamente ins Heim gebracht. 2) Die Rezepte werden von Heimmitarbeitern in die Apotheke gebracht. 3) Sie werden von dieser bis 17:00 Uhr im Heim abgeholt. Auslieferung bis 17:00 Uhr des Folgetages	Alle Bewohner: häusliche Pflege Pflegestation	■ Abnahme der Rezeptübermittlung an den Arzt, Abholen der Rezepte dort, Sicherstellung der rechtzeitigen Bearbeitung durch den Arzt. Lösung der Chip-Kartenfrage, Lösung der Übermittlung im Falle von Vertretung oder Krankheit des Arztes ■ Keine Logistik-Kosten für das Heim – kostenlose Übernahme eines sicheren Transports ■ Keine Mindestbestellungen ■ Durch schnelle Verfügbarkeit der Medikamente kurze Vorlaufzeit für das Heim	„Unser Service-Telefon ist während der Geschäftszeiten von ... bis ... für Sie da!" a) Sie erreichen ein Apothekenmitglied über Handy/Cityruf von ... bis ... b) Sie können eine Nachricht auf Band sprechen, das um ... abgehört wird
Sonderlieferung Expressbestellung	Falls kein Rezept vorhanden, Zufaxen des Bestellwunsches bis 17:00 Uhr und Auslieferung am nächsten Tag bis 11:00 Uhr im Rahmen der Abholung der Bestelllisten		Abdeckung von Engpässen, z.B. ■ Patient kam am Wochenende aus dem Krankenhaus ohne Medikamente und Hausarzt ist nicht erreichbar	
Sofortlieferung: Notfallbestellung	in eiligen Fällen Sofortlieferung		■ Dauermedikament. Medikament droht auszugehen und Hausarzt ist nicht erreichbar (z.B. Urlaub, Fortbildung für zwei Tage) ■ Führung der „Medikamentenverhandlung" mit dem Krankenhaus durch Lieferapotheke incl. Erklärung der indiv. Einnahmevorschriften ■ Aufruf der Medikationsdatei, um tatsäche Vorverordnung zu verifizieren ■ Patient ist akut erkrankt, Arzt war da ■ Medikament ging vollständig aus	

Derartige Anrufe können natürlich auch als Chance begriffen werden, die Geschäftsfelder der Versorgungsapotheke auszuweiten.

3.6 Bestellung und Lieferung im Überblick

Tabelle 3.1 fasst Absprachen hinsichtlich Bestellung und Lieferung zusammen (s. a. Kap. 5.3).

Zur Erklärung

Es wird in der Tabelle unterschieden in unterschiedliche Verfahrensweisen:

- Bestellung auf Formblatt (Medikamentenanforderungsblatt), von Ärzten zu holen,
- bereits vorliegendes Rezept bzw. Sonderzettel (z.B. vom Krankenhaus) und
- in unterschiedliche Lieferzeiten (insgesamt drei).

4 Medikamente im Heim – Lagerung – Verwechslungsschutz – Überprüfung

4.1 Einführung

Es sind nur wenige Bestimmungen vorhanden, die die Lagerung von Medikamenten im Heim spezifizieren. Die Angaben des MDK (Medizinischer Dienst der Krankenkassen) beschränken sich im ca. 40-seitigen Pflegestandard auf ein paar Sätze, deren Forderung im Folgenden eingearbeitet ist und die im Wesentlichen der Apothekenbetriebsordnung (ApBetrO) folgen. Sehr ausführlich ist „Die Organisation der Medikamentenversorgung für Bewohner von Altenheimen" von Kieschnick/Mybes (Kieschnick, Henry/Mybes, Ursula: Organisation der Medikamentenversorgung für Bewohner/-innen von Altenpflegeheimen, Kuratorium Deutsche Altershilfe, Köln 1999), jedoch weniger im für Apotheken relevanten Teil. Deshalb ist der spärliche Gesetzeswille und seine Kommentierung mit apothekerlichem Sachverstand in Einklang zu bringen.

Im § 16 der ApBetrO ist ausgesagt: „Arzneimittel ...

- sind übersichtlich und so zu lagern, dass ihre
- Qualität nicht nachteilig beeinflusst wird und
- Verwechslungen vermieden werden."

In § 4 desselben Gesetzes heißt es, dass die Betriebsräume einen ordnungsgemäßen Apothekenbetrieb ermöglichen müssen und hygienisch in einwandfreiem Zustand zu halten sind. Mehr ist im Gesetz zur Lagerung von Arzneimitteln zunächst nicht ausgesagt.

Es ist also, wie zuvor ausgeführt, die Aufgabe des versorgenden Apothekers, diesen Gesetzeswillen auf das Heim zu übertragen und betriebsspezifische Lagerungsvorschriften für ein Altenheim zu erarbeiten.

Ergänzend müssen die Verschreibungs- und Abgabebestimmungen des Betäubungsmittelgesetzes eingearbeitet werden. Besondere Beachtung hat der § 5b zu finden, der die BtM-Verschreibung für Bewohner von Alten- und Pflegeheimen explizit regelt.

Die Dokumentationsfrage ist zu diskutieren.

Es ist weiter zu diskutieren, inwieweit die „Richtlinien des Bundesgesundheitsamtes über Maßnahmen zur Sicherung von Betäubungsmittelvorräten im Krankenhausbereich" von 1987 auch bei Heimen greifen.

Die „Bekanntmachung einer Empfehlung über Lagerungshinweise für Fertigarzneimittel" von 1989 ist umzusetzen.

Auch die Verpackungsverordnung mit ihrer Rücknahmeverpflichtung ist am Rande zu streifen.

Zu den Pflichten bei der Überprüfung gehört auch eine Untersuchung gem. § 4 GefStoffV darüber, ob beim Umgang mit Arzneimitteln z.B. beim Pulvern für die Sonde, Gefährdungsmöglichkeiten für die Mitarbeiter anzunehmen sind (s. Kap. 4.6).

Falls die Apotheke auch Medizinprodukte liefert, ist auf die „Verordnung über Vertriebswege für Medizinprodukte" (MPVertrV) einzugehen.

Diskutiert werden muss schließlich auch die richtige Sammlung und fachgerechte Entsorgung nicht mehr benötigter Arzneimittel.

4.2 Lagerung im Heim

Der Gesetzgeber verlangt von einer sachgerechten Lagerung nur, wie im § 16 der Apothekenbetriebsordnung ausgeführt, sinngemäß Folgendes:

- Entsprechend hergerichteter Raum,
- Nicht nachteilige Beeinflussung der Qualität,
- Anordnung, die Verwechslungen vermeidet und die in einem hygienischen Umfeld stattfindet.

Es ist Aufgabe des versorgenden Apothekers, diese Ziele zusammen mit dem Heim räumlich, einrichtungsmäßig und personell umzusetzen und durch regelmäßige Begehungen zu überprüfen.

4.2.1 Zweckentsprechender Raum

Die Grundvoraussetzung ist die zentrale gesonderte Aufbewahrung, d.h. eine von anderen Gegenständen (räumliche) Trennung. Der Raum muss vor dem Zugriff Unbefugter gesichert werden können. In vielen Fällen werden die Medikamente in einem gesonderten Schrank, der z.B. im Stationszimmer steht, gelagert. Hier ist auch zu fordern, dass dieser Schrank abschließbar sein muss. Dies gilt auch für den Kühlschrank (s. Kap. 4.2.3).

Der Schrank oder der Raum muss groß genug sein, um die Medikamente bzw. die herausnehmbaren Medikamentenboxen aller Bewohner übersichtlich aufnehmen zu können. Das git auch für Externa/Dermatika wie Salben, Lotionen, Gele, Cremes, Pasten. Es kann nicht angehen, dass sie, weil sperrig und als minder gefährlich eingestuft, z.B. im Badezimmer eines verwirrten Bewohners offen aufbewahrt werden. Auch ein Verstauen der Externa an mehreren Plätzen ist nicht zu dulden. Der Schrank muss z.B. über verstellbare Böden verfügen, damit situativ bei verordnungsbedingt wechselndem Platzbedarf andere Einteilungsmöglichkeiten hergestellt werden können.

Es darf auf keinen Fall ein Schlüssel in der Tür des Zimmers oder des Schrankes stecken bleiben. Sicherheitsschlösser müssen eingebaut sein. Der BtM-Teil muss, sofern er im normalen Medikamentenschrank integriert ist, ein eigenes Schloss tragen und aus Stahl gefertigt sein.

Für die Schlüssel zum Lagerraum ist ein Schlüsselverteilplan aufzustellen. Nur Fachkräfte dürfen den Schlüssel erhalten. Den Schlüssel für den BtM-Schrank hat die Stationsleistung. Die Übergabe ist zu dokumentieren.

Es ist Aufgabe des Apothekers, bei Schulungen die Wichtigkeit der sicheren, verschlossenen Lagerung darzustellen und für „Verinnerlichung" im Heim Sorge zu tragen.

Der Raum, in dem die Medikamente aufbewahrt werden, muss natürlich so groß sein, dass man darin arbeiten kann, und er muss zu lüften sein (s. Kap. 5.3.4: Vorbereitung zur Vergabe).

Weiterhin sind die Hauptgrundsätze des „Rechts der gefährlichen Stoffe und Zubereitungen" zu beachten, denn in vielen Fällen werden z.B. Wundbenzin, Wasserstoffperoxidlösung oder Alkohol im Raum gelagert. Hier ist eine arbeitsbereich- und stoffgruppenbezogene Betriebsanweisung zu erstellen, und es sind fortlaufend Unterweisungen durchzuführen.

Ein verschließbares „Sammellager" für nicht mehr benötigte Medikamente ist einzurichten. Meist genügt eine Schublade innerhalb des Schrankes, da der versorgende Apotheker ja zeitnah die Altmedikamente mitnimmt (s. a. Kap. 4.5).

Tabelle 4.1 stellt die wesentlichen Kriterien für die geforderte Beschaffenheit des Raumes und die Lagerung von Arzneimitteln im Überblick dar.

4.2.2 Lagern von Betäubungsmitteln

Im Gegensatz zu Krankenhäusern sind die Altenheime und Altenpflegeheime nicht ausdrücklich als Lager- und Abgabestelle für Betäubungsmittel im Betäubungsmittelgesetz (BtMG) genannt. Geregelt ist nur (s. Einleitung) die Verschreibung für Bewohner. Es ergeben sich rechtlich zwar für diese Einrichtungen keine besonderen Anforderungen, trotzdem sollten die gleichen Sicherheitsmaßstäbe wie auf einer im Gesetz genannten Krankenhausstation eingehalten werden, um einen Zugriff durch Unbefugte auf alle Fälle zu vermeiden.

Bei größerem Anfall an Betäubungsmitteln, z.B. für Pflegestationen, muss dann überlegt werden, ob nicht ein eigener BtM-Schrank, der den „Richtlinien des Bundesgesundheitsamtes über Maßnahmen zur Sicherung von Betäubungsmittelvorräten im Krankenhausbereich" von 1987 entspricht, angeschafft wird. Es kommt allerdings nur die einfache Sicherung nach 2, wie sie für Krankenhausstationen festge-

Medikamente im Heim – Lagerung – Verwechslungsschutz – Überprüfung

Tab. 4.1: Beschaffenheit des Raumes und Lagerung – Zusammenfassung (aus §§ 4 und 16 der Apothekenbetriebsordnung abgeleitet). Das Ziel ist die optimale Sicherheit bei der Gabe von Arzneimitteln.

Raumbeschaffenheit	Qualität darf nicht negativ beeinflusst werden	Verwechslungen müssen vermieden werden	Hygiene muss sichergestellt werden
■ Abschließbarer separater Raum, der nur der Medikamentenlagerung dient	■ Angegebene Temperaturbereiche eindeutig festlegen und Einhalten erwirken	■ Klare Namensbeschriftung, auch mit Vorname	■ Ein Wischprogramm muss installiert werden
■ Hier brauchen die Schränke und der Kühlschrank keine separaten Schlösser. Nur der BtM-Schrank muss zusätzlich gesichert sein.	■ Lichtschutz	■ Stationsangabe	■ Stäube beim Tablettenmörsern müssen auch unter Hygiene-Aspekten Beachtung finden, nicht nur unter Sicherheitsaspekten
■ Werden die Medikamente z.B. im Stationszimmer gelagert, muss alles, was Medikamente enthält, ein Schloss haben, auch der Kühlschrank. Der Medikamentenschrank muss groß genug für die Medikamententabletts oder Boxen sein.	■ Aseptische Entnahme	■ ggf. Zimmernummer	
■ Es muss ein separater Tisch mit glatter Oberfläche zur Bereitstellung vorhanden sein.	■ Anbruchsdatum bei Liquida	■ Klare Dosierungsangaben	
	■ Haltbarkeit von Rezepturen festlegen	■ Bei Verwendung von Boxen klare Regelung für die Befüllung und den Maximalzeitraum für die vorgefertigte Bereitstellung treffen	
	■ „Schädigungsfaktor Zeit" – v.a. bei Ärztemustern	■ Aufbewahrung von Beipackzetteln	
	■ Schäden der Galenik	■ Dokumentationsbogen	
	■ Rückrufe		
	■ Kontrollbogen		

Betäubungsmittelblatt

Name des Bewohners:	Name des Heims (Stempel):
Name des Betäubungsmittels:	

Datum des Zugangs bzw. Abgangs	Bei Zugang. Name oder Firma des Lieferers oder sonstige Herkunft	Zugang Stückzahl	Abgang Gebrauchsanweisung	Bestand	Name und Anschrift des Arztes	Nummer des BtM-Rezeptes	Datum der Prüfung und Namenszeichen des i.S. des BtMVV verantw. Arztes oder Apothekers

Abb. 4.1: Betäubungsmittelblatt

legt ist, zum Tragen. Danach muss es ein Stahlschrank der Sicherheitsstufe A sein. Bei einem Gewicht unter 200 kg ist er mit Schwerlastankern in Wand oder Boden zu sichern.

Es ist ein eigenes Betäubungsmittelblatt zu führen (s. Abb. 4.1).

4.2.3 Nicht nachteilige Beeinflussung der Qualität

Beachtung der Lagerungshinweise

Hier sind vor allem die definierten Lagerungshinweise für Fertigarzneimittel, wie sie in der „Bekanntmachung einer Empfehlung über Lagerungshinweise für Fertigarzneimittel" von 1989 gegeben werden, zu beachten. Die Empfehlung zielt darauf, unnötige und nicht sachgerechte Lagerungshinweise zu vermeiden und die erforderlichen Hinweise zu vereinheitlichen. Unter Lagerung wird hier, so wie die Fachkreise es verstehen, eine längere Aufbewahrung verstanden. Eine kurzfristige Unterbrechung der angegebenen Temperatur – außer bei der Kühlkette – ist z.B. für Transportzwecke erlaubt. Ausdrücklich wird festgestellt, dass Fertigarzneimittel ohne besonderen Hinweis bei Raumtemperatur lagerfähig sind und bis $+2°$ Lagertemperatur „vertragen".

Soweit dann allerdings im Interesse des Erhalts einer einwandfreien Beschaffenheit die Überschreitung einer bestimmten Temperatur vermieden werden soll, sollen folgende Hinweise verwendet werden:

1. Nicht über 25° lagern
2. Nicht über 20° lagern
3. Nicht über 8° lagern

Leider ist das eine Soll-Bestimmung, und die Industrie „erfreut" die Apotheker immer noch mit diffusen Hinweisen ohne konkrete Temperaturangaben, z.B. „Vor Wärme schützen", „Kühl lagern" etc. Hier muss der Apotheker dann klar entscheiden. Medikamente der Kriterien 2 und 3 müssen in den Kühlschrank, ebenso Medikamente, die mit Angaben versehen sind, die auf ähnliche Lagerungstemperaturen hinweisen.

Der Kühlschrank, der die Medikamente enthält, muss, wenn er nicht in einem eigenen Medikamentenraum steht, abschließbar sein.

„Lagerungshinweise", schreibt der Gesetzgeber, „sind an gut sichtbarer Stelle auf dem Behältnis und, soweit verwendet, auf der äußeren Umhüllung in gut lesbarer Schrift anzugeben." Hier ist, da diese Bestimmungen oft nur ungenügend eingehalten werden, zu überlegen, ob ein separater Aufkleber, der mit dem Etikettprogramm durch den Drucker des PCs schnell zu erstellen ist, verwendet werden soll.

Zusätzlich kann eine Liste von kühl aufzubewahrenden Medikamenten, die leicht aus der Medikationsdatei des Heimes zu gewinnen ist, zur Verfügung gestellt werden.

Damit wird auch dem umgekehrten Fall vorgebeugt, der nicht selten vorkommt: Hier packt die Pflegekraft aus Unkenntnis, aus übertriebener Vorsicht „alles" in den Kühlschrank, also auch Medikamente, die eigentlich bei Zimmertemperatur aufzubewahren sind.

Im Kühlschrank des Heims ist eine Grundordnung festzulegen. Es ist selbstverständlich, dass alle Lebensmittel zu entfernen sind. Die Einschübe des Kühlschranks sind in Buchstabenbereiche aufzuteilen, in die die nach Bewohnernamen alphabetisierten Medikamente zu legen sind.

Im Kühlschrank muss sich ein Thermometer befinden, das wöchentlich abzulesen ist. Die Ergebnisse werden in einem Kalender festgehalten.

In der Bewohner-Medikamentenbox muss ein Hinweis auf das „Kühlschrank-Medikament" zu finden sein.

Qualitätserhalt

Zum Erhalt der Qualität eines Arzneimittels gehört beispielsweise auch die Beachtung von Lichtschutz (z.B. bei Cignolin-Salben), das Stellen von Flaschen, um ein Auslaufen zu verhindern, und die aseptische Entnahme von Salben und Zäpfchen. Hierfür müssen Handschuhe bereitliegen.

Bei Durchstechflaschen, z.B. Kochsalzlösung zur Inhalation, ist das Anbruchdatum mit Uhrzeit auf der Flasche zu notieren. Die Flasche ist im Kühlschrank aufzubewahren und nach der Verfallfrist zu verwerfen. Diese ist bei der Beschriftung zu vermerken (s. Kap. 3.3.3).

Das Aufbringen eines Anbruchdatums ist ebenfalls selbstverständlich bei Antibiotika-Säften, Augentropfen und Nasentropfen, um die Verwendung eines bakterienverunreinigten Produktes auszuschließen. Hier sind in den vom Apotheker zu erstellenden Richtlinien „Verwerfungszeiträume" anzugeben, die in der Literatur sehr kurz bemessen sind, wie die Tabelle für Apothekenrezepturen zeigt:

- in der Tube: 1 Jahr
- in der Kruke: 3 Monate
- Augensalben: 1 Monat
- Nasenspray: 3 Monate
- Nasentropfen: 1 Monat.

Qualitätskontrolle

Medikamente müssen also beim Lagern ständig auf Einflüsse, die sie möglicherweise schädigen können, überprüft werden. Neben den bereits genannten „Schadensverursachern" Licht, Temperatur und Mikroorganismen ist auch an mechanische Beschädigungen, die bei Glasinfusionsflaschen in Form von Haarrissen im Glas öfters vorkommen, zu denken. Auch Nässe ist ein großer Schädigungsfaktor, der aber bei der Heimlagerung nur eine untergeordnete Rolle spielen dürfte (s. Tab. 4.2).

Der größte Schädigungsfaktor ist allerdings die Zeit.

Es ist eine regelmäßige, möglichst vierteljährliche Durchsicht und Kontrolle des Verfalldatums zu fordern. Auch wenn die Apotheke das Heim oder die Station exklusiv versorgt und daher die Verfalldaten der gelieferten Medikamente kennt, so kann ein Einstellen von Ärztemustern oder Medikamentengeschenken von Angehörigen nicht verhindert werden. Gerade bei Ärztemustern zeigt die Erfahrung, dass sich etliche im zeitlichen Grenzbereich bewegen oder bereits verfallen sind.

Auch auf Fabrikationsmängel, wie gerissene Dragees, intensiv nach Leber riechende Vitamin-B-Präparate, aufgebeulte Brausetablettenblister usw. ist das Augenmerk zu richten. Bei der Durchsicht können auch die aufgelaufenen Rückrufe der Industrie, die ja in der Apotheke gesammelt werden, zur Kontrolle der Chargennummern eingesetzt werden.

Bei Betrachtung dieser Aspekte stellt sich auch das Blisterproblem neu, denn man nimmt das Arzneimittel aus der Originalpackung, setzt es Licht und Temperaturen aus, die es eventuell nicht verträgt etc.

4.3 Verwechslungsschutz

4.3.1 Bewohnerbezogene Lagerung

Jedes Medikament ist

- mit Bewohnernamen (Vorname und Familienname) sowie Station und/oder Zimmernummer zu versehen sowie mit Abgabe- und Verfallsdatum, wobei das Verfallsdatum auf der Packung leicht erkennbar sein muss,
- patientenbezogen zu lagern,
- im Originalkarton, der auch den Beipackzettel enthält und die Chargennummer trägt, aufzubewahren.

Ein Problem stellen die Tablettenboxen dar, in denen in manchen Heimen die Medikamente für die Bewohner im Voraus (z.T. bis zu einer Woche) zum erleichterten Gebrauch eingefüllt werden. Sie werden in der Regel im Nachtdienst von den Altenpflegern bestückt. Hier ist ein Schwachpunkt, den die Apotheke schließen muss.

Um dem abzuhelfen hat z.B. die Fa. CSE hierzu die Software für eine Verblisterung entwickelt, wobei der Apotheker dabei die Blister zu füllen hätte. Nach Mitteilung der Apothekerkammer Niedersachsen ist das Verblistern jedoch ein Herstellvorgang und ist deshalb in der Apotheke zu unterlassen. Im Heim dürfte zwar geblistert werden, aber da eine PTA nur unter Aufsicht blistern darf, müsste ein Apotheker dahin geschickt werden. Zu prüfen ist, ob nicht in der Apotheke mit einem qualifizierten Heimmitarbeiter geblistert werden kann.

Eine Lösung auf technisch größerer Basis ist das in den Niederlanden entwickelte „Spits"-Programm.

Da das Blistern derzeit nicht Praxislage ist, müssen neue Vereinbarungen mit dem jeweiligen Heim getroffen werden, die den Bereitstellungszeitraum für Medikamente regeln. Er sollte aus Sicherheitsgründen einen Tag nicht überschreiten (s.a. Kieschnick, Henry/Mybes, Ursula: Organisation der Medikamentenversorgung für Bewohner/-innen von Altenpflegeheimen, Kuratorium Deutsche Altershilfe, Köln 1999). Sieben Tage sind sicher zu lang.

Bei der Entnahme der Tabletten aus der Originalpackung und beim anschließenden Befüllen des Bereitstellungsgefäßes sind die Beipackzettel oft lästig für das Handling. Sie müssen aber unter allen Umständen in der Originalpackung bleiben.

Die Namensschilder, die auf den Medikamentenpackungen kleben, sind genügend groß zu wählen und können, wenn das System es hergibt, zusätzlich noch den Medikamentennamen tragen. Damit wird in der Apotheke die Gefahr minimiert, bei identischen Familiennamen das falsche Medikament zu beschriften (s. Kap. 3.3).

Einnahmefehler sind ebenfalls zu vermeiden. Das Anbringen einer Gebrauchsanweisung kann diese minimieren, wie in den Kapiteln 4.3.2 und 6 dargelegt.

4.3.2 Bewohnerbezogene Dokumentation

Da der Gesetzgeber in der Apothekenbetriebsordnung Lagerung und Schutz des Patienten vor Verwechslungen zusammenführt, sei hier im Vorgriff auf Kapitel 6 zusammenfassend darauf kurz eingegangen. Es ist richtig, dass nicht nur eine übersichtliche, bewohnerbezogene Lagerung vor Verwechslungen schützt, sondern ebenso ein Dokumentationsblatt, das übersichtlich geführt ist. Mit diesem Dokumentationsblatt können auch Falschdosierungen und Interaktionen vermieden werden (s. Abb. 4.2a).

Die Umsetzung dieser Forderungen macht es aber notwendig, für jeden Bewohner auch in der Apotheke eine geeignete Einzeldokumentation anzulegen. Es wäre wünschenswert, für die schnelle Unterrichtung der Apothekenmitarbeiter auch therapeutisch relevante Patientenmerkmale und erhobene Vitalwerte einzutragen (s. Kap. 6.1). Steht darin z.B., dass der alte Patient nur 45 kg wiegt, ist es sofort klar, dass z.B. Novodigal® 0.2 zu stark ist. Allerdings wird das nicht sofort umzusetzen, sondern erst nach Aufbau eines Vertrauensverhältnisses zu realisieren sein. Abbildung 4.2b zeigt den Entwurf eines ausführlichen Stammblattes. Über Änderungen der Stammdaten eines Bewohners muss auch die versorgende Apotheke zeitnah informiert werden (s. Abb. 4.2c).

Zu fordern ist für die Apotheke ein Bogen, auf dem die genaue Medikation mit Gebrauchsanweisung und Dauer der Anwendung angegeben ist. Hat der Arzt das Medikament nur telefonisch verordnet, ist dies sofort einzutragen, die Eintragung ist nochmals vorzulesen, und das Rezept muss schnellstmöglich geholt werden, um Fehler evtl. noch korrigieren zu können. Der Bogen wird in der Patientenakte abgelegt. Es muss darauf Platz vorhanden sein, um ggf. die ausgetauschten Generika und Re-Importe namentlich zu vermerken, z.B. „Nifedipat® gegen Nifedipin ratio®" (zum Heimbogen s. a. Kap. 5.3).

Aus dem Medikamentendokumentationsbogen heraus wird der Medikamentenanforderungsbogen entwickelt, der von der Apotheke beim Heim geholt und in der

Medikamente im Heim – Lagerung – Verwechslungsschutz – Überprüfung

Kurzgefasster aktueller Einnahmezettel für _____					
Name des Medikaments	Medikation	Datum seit ___	Namens-zeichen	Verordnete Packungsgröße und ungefähre Reichweite bei bestimmungsgemäßer Einnahme bis _____	Markierung für Lagerung etc.
Bei Änderungen neuen Zettel erstellen und alten vernichten!						

Abb. 4.2a: Die Sicherstellung richtiger Lagerung und Einnahme ist die Hauptaufgabe des Apothekers bei der Heimversorgung.

jeweiligen Arztpraxis vorgelegt wird. Er enthält, namensspezifiziert, alle Medikamente, die bei dem bezeichneten Arzt angefordert werden (s. Abb. 3.2).

Schwierig wird es mit der Dokumentationserstellung in der Apotheke, wenn der Arzt „wie ein ein guter Onkel" dem Bewohner viele Ärztemuster mitbringt oder bringen lässt. Hier kann nur ein Gespräch mit dem Arzt und die Aufforderung, sich an Dokumentation und Pharmaceutical Care zu beteiligen, „Linderung" bringen.

Wenn der Apotheken-Medikationsbogen vom Heim übernommen wird, ist er in das Qualitätsmanagement des Heims zu integrieren. Die richtige Bearbeitung dieses Pharmablattes muss auch Gegenstand von Fortbildungsveranstaltungen mit den Pflegekräften des Heims sein.

Für spezielle Rückfragen zu Arzneimitteln muss in der Apotheke Literatur, z.B. die ABDA- Datenbank auf CD-ROM, vorhanden sein. Es muss gewährleistet sein, dass die Daten auch ausgedruckt und auch in dieser Form zugänglich gemacht werden können.

Die verordneten Medikamente sind im Computer-System der Apotheke, wie ausgeführt, schon beim Zusammenstellen jeweils einem Interaktions-Check zu unterziehen. Dieser Check muss auch Medikamente einbeziehen, die schon vor längerer Zeit verordnet wurden (s. a. Kap. 6.3.2).

Ein Dokument dient zum Beweisen einer Tatsache, eine Dokumentation will dasselbe für einen Tatsachen-Zusammenhang. In einer Dokumentation soll also alles

Verwechslungsschutz

Medikamentendokumentationsbogen (Pharma-Stammblatt)						
				begonnen am:		
Typische Vitalwerte				Unverträglichkeiten		
		Größe	cm	Allergien		
Datum / Bef.						Foto
Gewicht						des
RR						Bewohners
Puls						
Zucker						

Heimträger	Bewohnername/Geburtsjahr:	Behandelnder Arzt
	Station, Zimmer:	

Datum	Name des Medikaments oder der Substanz	Gebrauchsanweisung + Dauer der Anwendung	Zeichen des Arztes	bei Generika: z.Zt. gegeben bei Re-importen abw. Name	PZN oder bei Hilfsmittel genaue Bezeichnung	Packungsgröße	Zeichen des Pflegedienstmitarbeiters, dass alles geklärt ist und Medikation aufgenommen werden kann	Zeichen des Apothekers	Besonderheiten bei der Medikamentengabe (z.B. Unverträglichkeiten, Absehen von Arztverordnung Meldung/Anordnung am____ NZ____	Haltbarkeitshinweis, Lagerhinweise z.B. „K" für Kühlschrank „B" für Betäubungsmittel	Medikation abgesetzt

Abb. 4.2b: Entwurf eines ausführlichen Medikamentendokumentationsbogens

zusammengetragen werden, was mit der Arzneimittelgabe an einen Bewohner zusammenhängt, und damit beweisbar und nachschlagbar gemacht werden.

Deshalb ist es so wichtig, dass auch die Apotheke, nicht nur das Heim, darüber Unterlagen führt.

Zur Dokumentation der Apotheke gehört also:

- die Verordnung des Arztes in Kopie als seine jederzeit einsehbare Willenserklärung. Dies ist die Grundlage für die zu erstellende Medikationsliste (s. Abb. 2.2)

Lambertus Altenkrankenheim, Am Glockenberg 34, Station Barbara, 45134 Essen

Mitteilung
an die Stadtwald Apotheke Dr. Brauer, Frankenstr. 270, 45134 Essen

Name des/der Bewohner/in: _____
                Geburtsdatum: _____
                Status: _____
                Arzt: _____

Die Medikamente und Dosierungen neuer Bewohner bitte auf einem gesonderten Blatt eintragen/mitliefern.

Neueinzug: Einzugsdatum: _____

Krankenhaus: Einlieferungstag: _____
                Rückverlegung: _____

Sterbefall: Todestag: _____

Medikamentenänderung:

Name des Medikamentes: _____

Neue Dosierung: _____

Datum der Änderung: _____

Neues Medikament:

Name des Medikamentes: _____

Dosierung: _____

Datum: _____

Medikamentenstop:

Name des Medikamentes: _____

Absetzdatum: _____

Sonstiges: _____

Datum: _____ Unterschrift: _____

Abb. 4.2c: Als sehr zweckmäßig hat sich dieser Änderungsanzeigebogen erwiesen.

- das Festschreiben einer verständlichen Gebrauchsanweisung, entweder nach Rücksprache mit dem Arzt oder nach Literaturanalyse (z.B. Beipackzettel) und nach Abgleich mit dem ärztlichen Verordnungsblatt. Dazu kann auch bei abweichenden EDV-Möglichkeiten das beiliegende Formular (s. Abb. 4.2a) benutzt werden.
- die Festlegung des Einnahmezeitraums und bei mehreren Medikamenten eines Einnahmeplanes nach Abgleich mit dem ärztlichen Verordnungsblatt
- bei Verschreibungsirrtümern oder Unleserlichkeiten deren Ausräumung
- das Vorhalten von Abrechnungsdaten für eine Rückerstattung der Kassen an den Bewohner bzw. Zahlung an die Apotheke (s. Kap. 2.2.3)
- Eine mögliche Einsichtnahme in den vom Altenpfleger geführten Durchführungsnachweis (s. Kap. 5.3.2 m. Abb. 5.4)
- Einsichtnahme in das vom Altenpfleger geführte Medikamentenblatt, in dem Auffälligkeiten nach Medikamentengabe vermerkt werden (s. Kap. 5.3.2 m. Abb. 5.5).

4.4 Umfang der Überprüfung im Heim

Die Eingrenzung, was vom Apotheker bei der Heimbegehung sonst noch zu prüfen ist, ist nicht immer ganz leicht zu vollziehen, da viele Bewohner sich im Rahmen ihres Rechts auf Selbstmedikation Medikamente kaufen bzw. kaufen lassen. Außerdem schenken Angehörige gerne Arzneimittel.

Diese Mittel stammen in vielen Fällen auch nicht aus der Apotheke, sondern werden in Märkten, Reformhäusern oder Drogerien gekauft. Oft handelt es sich um Vitaminpräparate oder Flüssigkeiten mit hohem Alkoholgehalt, wie Klosterfrau, aber auch Biovital o.ä.

Irgendwann, besonders bei der Verlegung des Bewohners auf die Pflegestation, werden diese „Schätze" zu den Normalmedikamenten, die von der Apotheke geprüft wurden, gepackt.

Ein weiteres Problem sind die Ärztemuster (s.o.). Sie werden wie selbstverständlich in die bewohnerbezogene Medikamentensammlung gestellt, wobei oft noch nicht einmal ein Eintrag in die Dokumentation erfolgt. Oft lässt sich auch nicht mehr ermitteln, von welchem Arzt das betreffende „Benefit" stammt. Manchmal haben diese Mittel dann auch noch Haltbarkeitsprobleme. Es ist mindestens zu fordern, dass der Arzt, genau wie die Apotheke auch, seine „Firma" aufbringt.

Hier muss sorgfältig geprüft werden, ob Interaktionen dieser „Benefits" mit der Dauermedikation vorliegen, z.B. „Hochprozentiges" und Psychopharmaka, die auf Pflegestationen viel verabreicht werden. Eine bloße Wegnahme ohne Klärung kann nicht empfohlen werden, da Angehörige in ein solches Geschenk oft kräftig „investiert" haben. Ein Vermerk in der Pharma-Dokumentation ist dringend anzuraten, ggf. mit einem Zettel, auf dem um Rückruf durch die Angehörigen gebeten wird.

Medizinische Geräte, wie Blutdruckmesser und Blutzuckertester, sind oft in der Apotheke gekauft worden, und es wird eine Wartung und Funktionskontrolle erwartet. Manche Heime beziehen die Überprüfung sogar in ihre Verträge mit ein.

Verbandsstoffe, Katheter, Hilfsmittel, Inkontinenzbedarf, Kompressionsartikel usw. werden in vielen Fällen von der Apotheke geliefert. Oft geht es hier gar nicht so sehr um die Überprüfung aufgedruckter Haltbarkeitszeiten, sondern es sollte ein in der Apotheke auf diesen Bedarf spezialisierter Mitarbeiter die Zufriedenheit mit dem Versorgungssystem regelmäßig beim Bewohner abfragen.

Kompressionsstrümpfe werden in einer Karteikarte erfasst und der Bewohner halbjährlich auf Passform und Erhalt der Strümpfe angesprochen.

4.5 Kontrolle im Heim vorgehaltener Arzneimittel

Die Zustands- und Verfallskontrolle findet, wie in der Apotheke üblich, durch körperliche Inaugenscheinnahme der Packung und des Inhalts statt.

Verschiedene Apotheken speichern die Verfallsdaten bereits beim Wareneingang und vermerken dies auf der Dokumentation. Da jedoch, infolge der vielen zusätzlichen Medikamente, die aus den beschriebenen „Quellen" außerhalb der Apotheke stammen können, ein direktes Betrachten der Packung und des Inhalts immer erforderlich sein wird, lohnt der Aufwand einer Verfallsdokumentation für jede Packung in der Regel nicht.

Da die Packungen heute praktisch alle offene Verfallsdaten tragen, ist der Gebrauch einer Liste zur Entschlüsselung der Chargenangaben fast nur noch für kleine naturheilkundliche Firmen nötig.

Erforderlich ist es jedoch, gerade wegen der de facto unterschiedlichen Arzneimittelherkunft, engmaschig organoleptisch zu prüfen. Hierzu bietet sich ein vereinfachtes Prüfungsschema für Arzneispezialitäten gemäß der Apothekenbetriebsordnung an (s. Tab. 4.2).

Folgendes muss mindestens mit engen Stichproben (z.B. jede zehnte Packung) geprüft und protokolliert werden.

- Vollständigkeit der Angaben auf der äußeren Verpackung oder dem Behältnis : Wurde umgefüllt? Wurden Teile der Packung entfernt? Sind Verfalldaten, Chargennummer, Angaben zur Lagertemperatur, Verschreibungspflichthinweise, Anbruchdatum bei Liquida, v.a. Augentropfen, lesbar?
- Vorhandensein von Beipackzettel und/oder Gebrauchsanweisung,
- Sinnesprüfung, z.B. auf Beschädigung, Geruch, einheitliche Farbe, Abrieb, Entmischung,

Es empfiehlt sich, nach einem eigenen Kontrollbogen (s. Tab. 4.2) vorzugehen, der zugleich auch Protokollfunktion hat. Die Empfehlungen der BAK (s. Anhang) enthalten ebenfalls eine entsprechende Liste.

Kontrolle im Heim vorgehaltener Arzneimittel

Tab. 4.2: Protokoll einer Begehung zur Medikamentenüberprüfung

	Datum:
Haus:	
Teileinheit:	
Leitung Pflegedienst:	
Datum der letzten Begehung:	
Beanstandete Punkte:	
Beanstandungen vom ... zwischenzeitlich behoben:	
Wer ist aktuell zuständig für Arzneimittel-Bestellung und -Annahme:	
Wer ist aktuell zuständig für Arzneimittel-Entnahme und Vergabe:	

Überprüfte Medikamentenlagerorte:
  Medikamentenschrank   Kühlschrank   BtM-Schrank
stehen im
  eigenen Medikamentenzimmer Stationszimmer Pflegearbeitsraum	

Aufbewahrungsbedingungen Technische Voraussetzungen	ordnungsgemäß	nicht ordnungsgemäß
Schränke/Zimmer abschließbar (auch Kühlschrank)	O	O
Ist immer verschlossen, wenn nicht darin gearbeitet wird, ist sicher vor dem Zugriff Unbefugter	O	O
Schlüsselplan vorhanden	O	O
Ist gut zu reinigen und zu lüften	O	O
Ist sauber und vor übermäßigem Staubeintrag zu schützen	O	O
Ist ausreichend groß, kann leicht umgeräumt werden	O	O
Enthält leicht zu reinigende Behälter, in denen die Bewohner-Medikamente aufbewahrt werden oder sonstige Abteilmöglichkeiten	O	O
Vergabetisch ist in der Nähe des Schrankes und wird nur zum Stellen von Medikamenten verwendet	O	O
Kühlschranktemperatur wird wöchentlich protokolliert	O	O
Sie ist auf + 2° – + 8° eingestellt	O	O
Bewohnerarzneimittel werden bewohnerbezogen in eigenen Boxen gelagert	O	O
Boxen und die darin befindlichen Arzneimittel sind mit Bewohnernamen versehen	O	O
Zugangsdatum und ein Herkunftsetikett (z.B. Adler-Apotheke) sind auf den Packungen	O	O
Ärztemuster wurden vom Arzt ebenfalls mit seinem Herkunftsetikett versehen	O	O
Nachbestellte Medikamente werden hinter die früher gelieferten gestellt, es sind nicht alle Kartons angerissen	O	O

Medikamente im Heim – Lagerung – Verwechslungsschutz – Überprüfung

Tab. 4.2: Protokoll einer Begehung zur Medikamentenüberprüfung (Fortsetzung)

Lagerhaltung	ordnungsgemäß	nicht ordnungsgemäß
Medikamente, die schnell verfallen (z.B. Augentropfen, Nasentropfen, zubereitete Trockensäfte, angefangenes Insulin), sind mit Aufbrauchfristen versehen	O	O
Beipackzettel bleiben im Umkarton	O	O
Es erfolgt eine zentrale Sammlung der Beipackzettel (z.B. Abheftung), wenn die Packungsinhalte z.B. durch Füllen von Dosierboxen verbraucht wurden	O	O
Es liegen keine losen Blister, keine losen oder halbierten Tabletten in den Boxen	O	O
Kühl zu lagernde Medikamente sind mit Aufklebern versehen und im Kühlschrank. An der Bewohnerbox befindet sich ein Hinweis auf die Lagerung im Kühlschrank	O	O
Großpackungen von Externa sind im Pflegearbeitswagen oder sonst. abschließbaren Ort/nicht im Heim „verstreut"	O	O
Es stehen keine Medikamente „herrenlos" herum, so dass jeder auf sie Zugriff hätte (z.B. Dienstzimmer)	O	O
Es befinden sich keine verfallenen Arzneimittel unter den Vorräten Verfallsdatum	O	O
Arzneimittel sind nicht organoleptisch verändert (z.B. gerissene, glanzlose Dragees, Geruch nach Vitamin B)	O	O
Insulinampullen im Kühlschrank haben keinen Kontakt mit dem Kühlaggregat	O	O
Es gibt kein „Depot" mit verschreibungspflichtigen Mitteln verstorbener Bewohner als Ersatzmittel	O	O
Jeder fünfte Medikamentendosierbehälter wurde auf richtige Befüllung überprüft. Die Bewohnermedikationsblätter (vom Arzt abgezeichnet) wurden dabei mit den Medikationsblättern der Apotheke (unter Zuhilfenahme der Rezeptkopien) verglichen und der Inhalt der Medikationsbox damit abgeglichen	O	O
Klärungs- und Differenzbogen wurden nicht gebraucht	O	O
Die Dosierungsangaben sind vollständig	O	O
Das Fach/der Schrank ist genügend groß	O	O
Er ist einbruchsicher	O	O
Die jeweiligen schichtverantwortlichen Pflegefachmitarbeiter verwalten den Schlüssel/ein Ersatzschlüssel liegt im Tresor der Verwaltung	O	O
Teilmengen von BtM (z.B. eine halbe Tablette verordnet) sind in einer kleinen beschrifteten Tablettenbox mit der Hauptschachtel aufzubewahren	O	O
Die Eintragung in die Dokumentation erfolgt unmittelbar nach Entnahme	O	O
Die BtM-Bestandshaltung stimmt überein	O	O
Bestandskorrekturen werden in der Datei mit Zeugen vermerkt	O	O

Kontrolle im Heim vorgehaltener Arzneimittel

Klärungs- und Differenzbogen

Hier sind Abweichungen einzutragen, die sich ergeben aus
- dem Inhalt der Medikamentenbox des Bewohners
- dem vom Arzt im Heim abgezeichneten Medikationsblatt und
- der auf Grund der ausgestellten Rezepte in der Apotheke geführten Medikationsdatei

Name des Bewohners	Datum	In der Medikamentenbox fand sich .... ohne Verordnung	In der Medikamentenbox fand sich .... trotz Verordnung nicht	Folgendes ist verfallen und muss nach Rücksprache ausgesondert werden	Nach Gebrauchsanweisung ist zu viel/zu wenig in der Box

Abb. 4.3: Klärungs- und Differenzbogen

Gleichzeitig empfiehlt sich die Führung eines „Klärungs- und Differenzbogens" (s. Abb. 4.3), in dem Auffälligkeiten, die sich aus Bogenerfassung und Boxbefüllung ergeben, eingetragen werden können.

Überlagerte Medikamente werden entfernt und an eine dafür vereinbarte Stelle verbracht. Meist eignet sich dazu eine Schublade im Medikamentenschrank. Auch eine gesonderte, beschriftete Abfalltonne, die (falls sie nicht im separaten, abschließbaren Medikamentenraum steht) abschließbar sein muss, eignet sich dafür. Zu warnen ist vor dem berühmten „gelben Sack", der irgendwo unbeaufsichtigt im Stationszimmer herumsteht.

4.6 Hygienesicherstellung

Es muss ein regelmäßiges Wischprogramm entwickelt werden, wobei das Material der Möbel usw. gut zu reinigen sein muss.

Werden die Medikamente zum Gebrauch hergerichtet, z.B. die Tabletten vereinzelt oder Zäpfchen aus dem Blister genommen, muss ein separater Arbeitstisch mit glatter, leicht zu reinigender Oberfläche vorhanden sein. Außerdem müssen Handschuhe und evtl. ein Mundschutz bereitliegen.

Falls feste orale Formen gemörsert werden müssen, damit sie der enteralen Ernährung beigemischt werden können, ist das bei der Festlegung des Hygieneprogramms zu berücksichtigen. Für ausreichend Mörser ist zu sorgen. Da diese einen rauen Boden haben, muss hier ein besonderes Spül- und Trockenprogramm festgelegt werden.

Zur Minimierung der Mitarbeitergefährdung (s. Kap. 6.3) ist eine Liste von Substanzen zu erstellen, die nur unter einer Absaugvorrichtung gemörsert werden dürfen (z.B. Kortison-Tabletten).

4.7 Zutrittsrecht

Natürlich hat der Apotheker, falls Gefahr droht, z.B. zum Ausschluss einer Medikamentenverwechslung, ein immerwährendes Zutrittsrecht. Für die Routine wird man es aber auf vereinbarte Termine zu den üblichen Geschäftszeiten beschränken.

5 Qualitätssicherung bei der Heimbelieferung und in Pflegeheimen – Erstellung von Pflegeprozessen

5.1 Allgemeines

„Qualität wird gemäß DIN EN 8402 definiert als die Gesamtheit der Eigenschaften und Merkmale einer Einheit bezüglich ihrer Eignung, festgelegte oder vorausgesetzte Erfordernisse zu erfüllen."

Die „Einheit", von der wir hier reden, ist die gesicherte Arzneimittelversorgung in Heimen, die so organisiert sein muss, dass kein Bewohner z.B. durch verwechselte oder abgelaufene Medikamente Schaden nimmt oder seine benötigten Arzneimittel nicht rechtzeitig oder nicht in der richtigen Menge erhält. Um dies zu erfüllen, müssen „als Gesamtheit der Eigenschaften" „festgelegte oder vorausgesetzte Erfordernisse" entsprechend den geltenden Gesetzen definiert werden. Das ist das Ziel.

Es müssen nun Handlungsprozesse beschrieben sowie Organisations- und Pflegestandards schriftlich festgelegt werden. Es geht also nicht mehr darum, dass der einzelne sagt: „Wir haben das schon immer so gemacht. Warum hat das Mitarbeiter X nicht gewusst?", sondern es geht um ein normiertes Vorgehen, das bei Standardarbeitsabläufen für alle immer gleich ist. Dazu sind die großen Gesamtabläufe, z.B. „Liefern" oder „Dokumentieren", in kleinere Schritte, sogenannte Prozesse, zu zerlegen, und diese sind aufzuschreiben, und danach ist zu handeln. Es geht also hier um die Festlegung gemeinsamer, unmissverständlicher Regeln bei der Versorgung. Ebenso muss im Heim bei der Erstellung von Standards zur Medikamentengabe, -verteilung etc. mitgearbeitet werden.

Damit sollen personenabhängige, unstrukturierte Betriebsabläufe, die oft genug von Augenblickssituationen bestimmt werden, vermieden werden.

Normierung zielt auf ein einheitliches Ergebnis. Der bloße „Weg dahin ist nicht das Ziel". Standardisierung schreibt vielmehr die verschiedenen Wege zur Erreichung des Ziels genau fest. Aus einer „Straße", auf der jeder fahren kann, wie er möchte, Hauptsache, er erreicht irgendwie das Ziel, wird eine Eisenbahn mit festgelegtem Schienenweg.

Die Prozesse sind sicherlich von Betrieb zu Betrieb verschieden. Sie müssen jeweils erarbeitet werden, um eine störungsfreie Ablaufqualität zu erreichen. Das geht nur, wenn sie gut strukturiert sind und eine angemessene Einbindung in den Arbeitsablauf der Apotheke stattfindet. So geht es beispielsweise nicht, dass ein Mitarbeiter die Belieferung aufnimmt, ohne den erforderlichen PC-Arbeitsplatz ungestört benutzen zu können.

5.2 Apothekenrelevante Einzelprozessbeschreibungen

Dieses Buch kann die Implementierung eines eigenen Qualitätssicherungs-Systems nicht ersetzen.

Empfehlungen der Bundesapothekenkammer zur Qualitätssicherung bei der Versorgung der Bewohner von Heimen liegen seit dem 06.05.2003 vor (s. Anhang I) und liefern ein allgemeines gedankliches Gerüst für ein derartiges System.

Da dieses sinnvollerweise auf der Analyse der individuellen Voraussetzungen aufbaut, sollen im Folgenden aus der praktischen Erfahrung zwei qualitätssichernde Prozesse zu Vorgängen, die im Kapitel 3 näher beschrieben sind, beispielhaft dargestellt werden:

Bearbeitung der Heimbelieferung

Abbildung 5.1 zeigt den Ablaufplan für die Bearbeitung der Heimbelieferung für das St.-Ansgari-Heim. Der Auflistung der einzelnen Arbeitsschritte vorangestellt wurde die Begründung für den kontrollierten Ablauf der Bearbeitung sowie die Festlegung des zeitlichen und räumlichen Rahmens und der Verantwortlichkeiten.

Zustellung der Arzneimittel an das St.-Ansgari-Heim

Auch für die Zustellung (s. Abb. 5.2) werden die einzelnen Arbeitsschritte präzise festgehalten sowie Verantwortlichkeit und zeitlicher Rahmen festgelegt. Tabelle 3.1 hält sowohl für die Apothekenmitarbeiter als auch für das zu versorgende Heim die Bestellung und Lieferung durch die Apotheke im Überblick fest.

Die hier beschriebenen Prozesse sind natürlich kein starres Modell, das unverändert übernommen werden kann, sondern beschreiben die konkreten Arbeitsgänge in einem verbindlichen Ablaufplan, der als Grundlage für weitere Festlegungen dienen kann.

Beide Abbildungen sind als Vorschläge für die jeweilige individuelle Ausgestaltung von Ablaufdiagrammen zu verstehen.

Auf der Grundlage derartiger Basispläne wird es im Weiteren möglich, die Schnittstellen zu anderen notwendigen Qualitätssicherungs-Prozessen, wie Abgleich mit den persönlichen Grunddaten, Überprüfung auf Doppelverordnung, Interaktionscheck usw., festzulegen.

Die Aufzeichnung der grundlegenden Arbeitsabläufe befördert außerdem zum Einen die wirtschaftliche Entscheidungsfindung (s.a. Kap. 7) und kann zum Anderen schließlich in ein Organisationshandbuch münden.

Apothekenrelevante Einzelprozessbeschreibungen

Bearbeitung der Heimbelieferung für das St.-Ansgari-Heim

Warum:	– gemäß des Versorgungsauftrages – Gewährleistung der ordnungsgemäßen Arzneimittelversorgung der Heimbewohner des St.-Ansgari-Heims
Was:	Rezeptpflichtige Arzneimittel (AM) und Hilfsmittel der Patienten des St.-Ansgari-Heims
Wann:	Täglich, Montags bis Freitags, nach Vorlage der Rezepte, in dringenden Fällen auch Samstags
Wer:	PTA Frau Stübich oder PKA Frau Wollmann, bei Verhinderung von Frau Wollmann auch Frau Schimanski
Wo:	Arbeitsplatz hinterer Computerplatz

Wie:	♦ Arzneimittel aus den Schubladen heraussuchen und AM auf das dazugehörige Rezept am Arbeitsplatz legen
	♦ Rezept bedrucken ***Schnittstelle Rezept bedrucken***
	♦ Fehlbestände bestellen ***Schnittstelle Bestellung von AM***
	♦ Rezepte und herausgesuchte Medikamente im Arbeitsbereich PKA ablegen
	♦ Rezeptkontrolle (Empfänger/Medikament) und Abzeichnung
	♦ Aufkleber mit Patientennamen und Station auf AM-Packung kleben
	♦ Im entsprechenden Lieferscheinbuch Namen des Patienten und genaue Bezeichnung des Medikaments aufführen
	♦ Medikamente nach Stationen in Kunststoffwannen sortieren
	♦ Rezepte doppelt kopieren
	♦ Kopien mit Stempelaufdruck versehen
	
	    Medikament AB am .....
	    Rezept lag nicht vor
	    Rezept lag vor
	
	♦ Datum eintragen und entsprechend ankreuzen
	♦ Rezeptkopien jeweils mit dem Buchstaben A oder B versehen
	♦ A-Kopien an das Lieferscheinbuch heften
	♦ Kopien alphabetisch nach Patientennamen abheften
	♦ Rezeptkopien „mit Gebühr" oder „ohne Gebühr" entsprechend in den Ordner einsortieren
	♦ Originalrezepte unter dem HV-Tisch ablegen
	♦ Zustellung der AM an das Heim erfolgt durch Frau Möller oder Frau Buhr

	SS: Zustellung der Arzneimittel an das St.-Ansgari-Heim

Abb. 5.1: Ablaufplan der Bearbeitung einer Heimbelieferung

Qualitätssicherung bei der Heimbelieferung und in Pflegeheimen

---

Zustellung der Arzneimittel an das St.-Ansgari-Heim

Warum:	Um eine ordnungsgemäße Zustellung der Arzneimittel und Hilfsmittel zu gewährleisten
Was:	Rezeptierte Arzneimittel und Hilfsmittel
Wer:	Frau Möller oder Frau Buhr, siehe Dienstplan
Wann:	Täglich, von Montags bis Freitags in der Zeit von 17:00 - 18:00 Uhr Samstags im Ausnahmefall nach Rücksprache mit dem Heim
Wie:	♦ Übergabe der Medikamente erfolgt für das Haus 1 im Dienstzimmer 1. OG
	♦ Für das Haus 3 erfolgt die Übergabe im Dienstzimmer Haus 2, erreichbar über den Hintereingang
	♦ Alle Medikamente werden auf dem Tisch nach Patientennamen sortiert aufgebaut
	♦ Pflegepersonal vergleicht Medikamente mit Lieferschein
	♦ Jeder Patient muss mit jedem Medikament abgehakt werden, anschließend wird der Lieferschein vom Pflegepersonal abgezeichnet
	♦ A-Kopien verbleiben beim Pflegepersonal
	♦ Wenn kein Mitarbeiter angetroffen wird, wird über das Telefon im Dienstzimmer Haus 1 die hausinterne Rufnummer .... und im Dienstzimmer Haus 2 die verantwortliche Pflegekraft des Hauses angerufen (Telefon-Nr. ....)
	♦ Wenn Ansprechpartner die Medikamente nicht entgegennehmen kann, wird zu einem späteren Zeitpunkt erneut zugestellt. Der Zeitpunkt ist mit der autorisierten Pflegekraft abzusprechen.

Abb. 5.2: Ablaufplan der Zustellung von Arzneimitteln

5.3 Pflegestandards zur Medikamentenversorgung im Heim

5.3.1 Allgemeine medikamentenbezogene Probleme

Nach den Erhebungen von Kieschnick/Mybes gibt es bei der Medikamentenversorgung bei den an einer Studie beteiligten Heimen (insgesamt 23) eine Fülle von Problemen. Im genannten Buch werden 31 allein bei der Dokumentation gelistet. Die

Pflegestandards zur Medikamentenversorgung im Heim

häufigsten sollen hier zusammenfassend kurz benannt werden, zumal sie sich mit eigenen Erfahrungen bei der Heimversorgung decken. Diese Erfahrungen wurden in das Folgende ebenfalls eingearbeitet.

Diese Mängelliste soll den versorgenden Apotheker sensibel machen für Fehlermöglichkeiten, die teilweise außerhalb seines Verantwortungsbereiches passieren können.

Bei der Dokumentation

- Mangelnde bzw. fehlende Dokumentation durch Ärzte
- Keine Kürzel-Liste
- Keine Tropfenspalte im Medikamentenblatt
- Verordnungen ohne Arztunterschrift in der Dokumentation
- Keine genauen Angaben zur Bedarfsmedikation und kein Hervorheben von Besonderheiten
- Kein Medikamenten-Kontrollblatt vorhanden
- Keine Durchführungskontrolle für Medikation zur äußerlichen Anwendung, für Medikamente, die zu abweichenden Zeiten gegeben werden, für Augentropfen

Aufbewahrung von Medikamenten

- Medikamentenschrank nicht immer verschlossen und Schlüssel für Unbefugte zugänglich
- Bei Zimmertemperatur zu lagernde Arzneimittel sind im Kühlschrank
- Kühlschrank nicht abschließbar oder für Unbefugte zugänglich
- Aufbewahrungsort für Arzneimittel zur äußerlichen Anwendung nicht abschließbar oder AM im Bewohnerzimmer gelagert
- Keine oder zu wenige Medikamentenboxen vorhanden
- Nicht alle Medikamente mit Bewohnernamen gekennzeichnet
- Bei kurzer Aufbrauchfrist (z.B. Augentropfen) fehlt Aufbrauchdatum
- Originalpackung mit Beipackzettel fehlt

Vergabe von Medikamenten

- Vergabe von Medikamenten durch Hilfskräfte ohne Ausbildung
- Keine Beachtung abweichender Vergabezeiten z.B. bei Antidiabetika
- Keine Kontrolle der von einem anderen gerichteten Medikamente
- Eingeschränkte Aufklärung durch Arzt bei neuer Medikation

Betäubungsmittel

- Kein gesondertes Fach für BtM oder kein Sicherheitsschloss
- Kein BtM-Kontrollbuch
- BtM mehrere Tage im Voraus gerichtet

5.3.2 Dokumentation im Heim

Mit folgenden Formularen z.B. der Firma Optiplan® wird üblicherweise im Heim gearbeitet:

- *Ärztliches Verordnungsblatt*
  Hier werden, vom Arzt eingetragen oder wenigstens abgezeichnet, die verordneten Medikamente und deren Dosierung leserlich eingetragen. Es muss mit dem in der Apotheke vom „System" erstellten Medikationslisten übereinstimmen. Es erleichtert die Arbeit, wenn verschiedene Spalten für die verschiedenen Arzneiformen vorgesehen sind und benutzt werden (s. Abb. 5.3).

- *Durchführungsnachweis für Behandlungspflege*
  Hier wird vom Pflegemitarbeiter die Verabreichung von Injektionen, Infusionen, Augentropfen, äußerlich anzuwendenden Arzneimitteln dokumentiert. Weiter wird die Gabe von Medikamenten erfasst, die zu Zeiten verabfolgt werden müssen, die von den Mahlzeiten abweichen, z.B. bestimmte Antibiotika (s. Abb. 5.4).

- *Medikamentenblatt*
  In diesem Blatt des Pflegedokumentationssystems werden Besonderheiten, die im Zusammenhang mit der Medikamentengabe stehen, eingetragen. In Frage kommen Beobachtungen zur Wirkungsstärke, Nebenwirkungen, Begleitumstände, z.B. Verwirrtheit oder massive Gewichtsabnahme. Wenn die Medikation sich geändert hat, vor allem überraschend, ist dies hier ebenfalls einzutragen (s. Abb. 5.5).

- *Signalleiste des Dokumentationssystems*
  Mit Reitern kann auf wichtige Besonderheiten nochmals hingewiesen werden, z.B. die Mitarbeiter des Nachtdienstes. Hinzuweisen ist z.B auf neue ärztliche Verordnungen, gravierende Arzneimittelnebenwirkungen.

- *Formular „Auftrag zur Übernahme der Medikamentenversorgung"*
  Damit (s. Abb. 2.1) wird der Wille von solchen Bewohnern (bzw. deren Betreuern) dokumentiert, die sich nicht mehr selbst versorgen können, dass sie die Übernahme der Beschaffung, Aufbewahrung, Vergabe von Medikamenten durch das Heim wünschen (s.a. Empfehlungen der BAK im Anhang).

5.3.3 Lagerung

Die wesentlichen Ausführungen zu den Grundsätzen ordnungsgemäßer Lagerung aus Apothekersicht finden sich im Kapitel 4.

Im Rahmen der Pflegestandardsdiskussion ist es ganz wichtig darauf hinzuweisen, dass Apotheke und Pflegepersonal natürlich nur dann Verantwortung übernehmen können, wenn das Heim die Lagerung und Vergabe organisiert. Bei Bewohnern, die

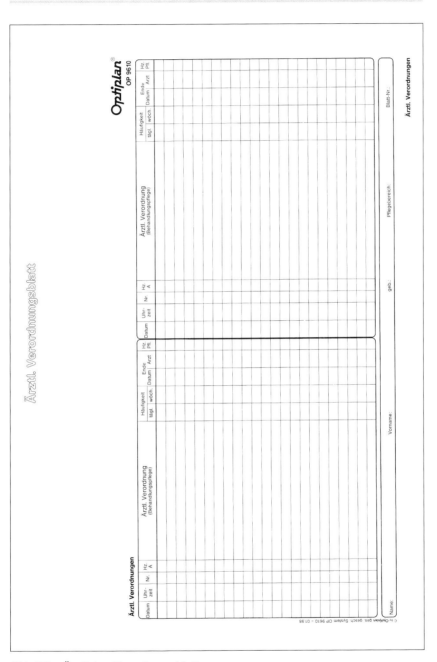

Abb. 5.3: Ärztliches Verordnungsblatt

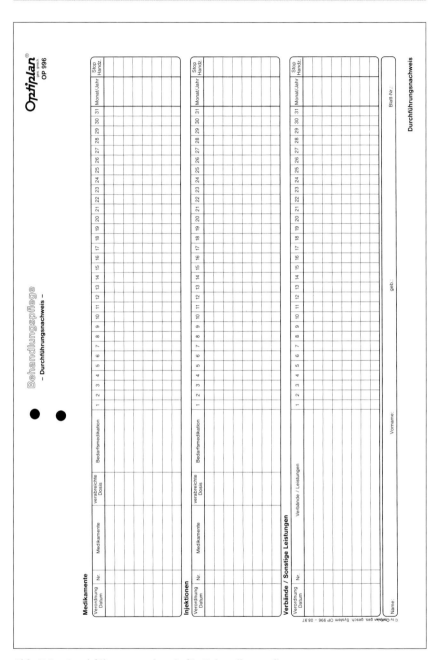

Abb. 5.4: Durchführungsnachweis für Behandlungspflege

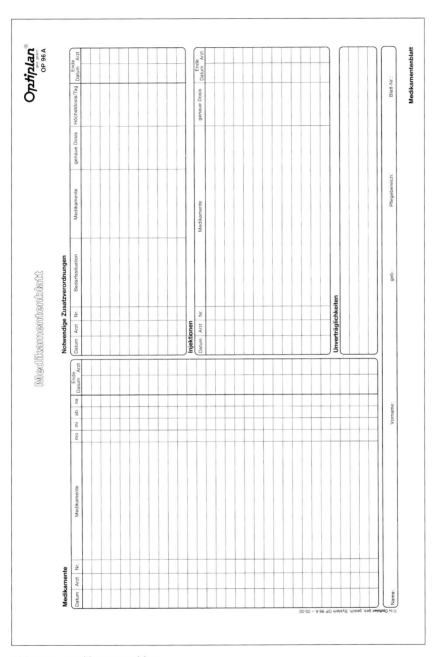

Abb. 5.5: Medikamentenblatt

sich noch selbst versorgen oder voll orientiert sind, entfällt diese Verantwortung. Das heißt aber nicht, dass der Pflegemitarbeiter, wenn er dem schlecht sehenden Bewohner aus dessen Bestand z.B. Augentropfen einträufelt, diese nicht vorher kontrolliert und auf die Wichtigkeit eines Anbruchsdatums hinweist.

5.3.4 Vorbereitung und Vergabe von Medikamenten

Allgemeines

Die Vergabe von Medikamenten ist die wichtigste neue Aufgabe, in die sich der Apotheker bei der Heimversorgung künftig mit einzubringen hat. Wenn auch die meisten Versorgungsverträge, die zur Zeit abgeschlossen werden, diesen Punkt noch nicht durch die Apotheke erfüllen lassen, so wird doch jeder Heimleiter vor Abschluss mit dem Apotheker darüber diskutieren und ihn auffordern, sich darüber Gedanken zu machen bzw. „Gewehr bei Fuß" zu stehen, wenn die rechtlichen Hürden der Verblisterung genommen sind (s. Kap. 4.3.1).

Eine Dokumentations- und Handlingskette von der Verschreibung durch den Arzt, die Belieferung durch die Apotheke mit dortigem Check und Dokumentation im Rahmen von Pharmaceutical Care, die Bearbeitung und überwachte Lagerung im Heim im Rahmen des vereinbarten Pflegestandards sowie die abgesicherte Bereitstellung und Vergabe an den Bewohner ist künftig von der Apotheke, die man als umfassendes Pharmadienstleistungsunternehmen ansieht, zu erstellen.

Gerade an dieser Schnittstelle Bereitstellung/Vergabe können Fehler auftreten, die der Apotheker am wenigsten beeinflussen kann. Man hat, wie oben erwähnt, diesen Fehlermöglichkeiten mit in der Apotheke betriebenen Blistersystemen zu begegnen versucht, aber im Augenblick stellt sich die „Apothekenbranche" hier wieder selbst zahllose „rechtliche Beine". Alle Kammern können im Augenblick nur sagen, warum das Blistern den Apotheken in ihrer Apotheke unter normalen Voraussetzungen verboten ist. Hier besteht also dringender Handlungsbedarf.

Vorbereitung von Medikamenten und Vergabe an die Bewohner

Weil künftig Handlungsbedarf besteht, sei dieses Kapitel breit dargestellt: Die Bereitstellung von Medikamenten ist ein Vorgang, der ein hohes Maß an Verantwortung erfordert und deshalb im Heim nur von einer examinierten Pflegekraft durchgeführt werden darf. Die besondere Arzneimittelschulung im Rahmen ihrer Ausbildung ist dabei besonders gefragt, denn hier findet der letzte Abgleich zwischen gelieferten Medikamenten und der vom Arzt abgezeichneten bewohnerbezogenen Medikamentendokumentation statt.

Erschwert wird diese Aufgabe zusätzlich durch die ewig wechselnden Generika. Diesem Schwachpunkt sollte mit entsprechenden Formularen begegnet und er sollte bei Schulungen der Heimmitarbeiter besonders bedacht werden (s. Kap. 1.2 u. 6.3.4).

Die höchste Konzentration ist bei der Bereitstellung der Arzneimittel durch die Pflegekraft nötig, daher muss eine ungestörte Arbeitsatmosphäre gewährleistet sein. Diese Tätigkeit kann mit Sicherheit nicht auf einer freigeräumten, schlecht beleuchteten Ecke eines „Mehrzwecktisches" in einem Stationszimmer stattfinden, in dem es zugeht „wie im Taubenschlag".

Es ist daher verständlich, dass man die Medikamentenbereitstellung gerne dem Nachtdienst „aufs Auge drückt", der dann in vielen Fällen in der ruhigen Zeit morgens zwischen 1:30 und 3:30 Uhr die Medikamentendispenser schon eine Woche im Voraus befüllt, was sehr problematisch ist (Näheres s. Kap. 5.4).

5.4 Erstellung eines heiminternen Organisationsstandards

5.4.1 Allgemeines

Die Ausführungen der Unterkapitel 5.2 und 5.3 haben gezeigt, dass von der Apotheke nicht nur ein bloßes „Funktionieren", sondern ein aktiver Beitrag zu der im Gesundheitswesen allgegenwärtigen Qualitätsdiskussion und der daraus resultierenden Zertifizierung erwartet wird.

Natürlich kann der Apotheker nicht in die Kompetenzen der Pflegedienstleitung eingreifen. Er muss aber in Zusammenarbeit mit dieser aktiv dazu beitragen, dass die Arbeitsabläufe optimiert und sicher sind.

Bei der bloßen Belieferung eines Heims musste der Apotheker nur dafür Sorge tragen, dass die richtigen Medikamente, mit Namen versehen und dem Rezept entsprechend, zur richtigen Zeit ins Heim kamen.

Bei der Versorgung muss er sicherstellen, dass die richtigen Bewohner die richtigen Medikamente richtig von richtig von ihm geschulten Mitarbeitern erhalten und die Bewohner und Pfleger von ihm selbst richtige Auskünfte erhalten und … und … und …

Das war jetzt nochmal mit einem „Augenzwinkern" zusammengefasst, aber es ist eine Tatsache, dass der versorgende Apotheker jetzt die Pflicht und die Kompetenz hat, tief in eine Heimteilstruktur einzugreifen und organisierend zu wirken. Er ist darüber hinaus verpflichtet worden, erhebliche Verantwortung zu übernehmen – und dies leider – wie so oft – ohne zusätzliche Vergütung.

In Anlehnung an den von Frau Pflegedienstleiterin Boeke entwickelten Organisationsstandard des Alten- und Pflegeheims „Inselfrieden" auf Norderney ist im Anhang eine Arbeitsvorlage „Arzneimittelversorgung – Umgang mit Arzneimitteln – Organisationsstandards" für die Regelung derjenigen heimseitigen Arbeitsabläufe wiedergegeben, für die der Apotheker auch, wie oben beschrieben, Mitverantwortung trägt.

Im Folgenden sind die heimseitigen Arbeitsabläufe kurz skizziert, um dem Apotheker einen Einblick zu geben, was mit den von ihm gelieferten Arzneimitteln heimseitig routinemäßig geschieht. Es soll damit die Notwendigkeit der Abstimmungen und des Verständnisses der Arbeit des Kooperationspartners nochmals hervorgehoben werden.

5.4.2 Vorbereitung zur Vergabe

Die von der Apotheke gelieferten Arzneimittel werden, nach entsprechender Vorbereitung, an den Bewohner „vergeben". Neben der geschilderten Einrichtung des Raumes (siehe Kap. 4.2) ist besonderes Augenmerk auf die Arbeitsabläufe und die verwendeten technischen Hilfsmittel wie Dispenser, Spritzentabletts, Einnahmebecher zu richten. Zu beachten, zu fürchten, sind aber auch Tropfen- und Insulinpläne, Austauschzettel für Generika, lückenhafte Einnahmepläne, nicht aktualisierte Dokumentation, dazwischengeschobene Arzneimittelmuster, nicht vollständig vermerkte telefonische Anweisungen des Arztes usw.

Für die Arbeitsabläufe beim Vorbereiten der Medikamente ist es zudem von zentraler Bedeutung, wie lange vor der Verabreichung die festen oralen Formen gerichtet werden. Bei vielen Heimen ist die Gestellung eine Woche im Voraus üblich (siehe vorne), wobei als Grund meist die Zeitersparnis angegeben wird. Kieschnick/Mybes schreiben bei ihrer Analyse zutreffend: „Unbeachtet bleiben häufig sicherheitsbezogene und pharmazeutische Aspekte, aus denen heraus ein möglichst kurzer Zeitraum zwischen Vorbereitung und Vergabe der genannten Arzneimittel zu empfehlen ist" (Kieschnick, Henry/Mybes, Ursula: Organisation der Medikamentenversorgung für Bewohner/-innen von Altenpflegeheimen, Kuratorium Deutsche Altershilfe, Köln 1999).

Hier ist großer Diskussionsbedarf vorprogrammiert. Anzustreben ist eine Vorbereitung der Medikamente unmittelbar vor ihrer Vergabe, denn dadurch wird der bewusste Umgang mit Arzneimitteln befördert, der sich dann in einer besseren Wahrnehmung z.B. von Nebenwirkungen niederschlägt. Auch eine Umstellung ist so problemlos zu vollziehen, weil dann z.B. keine Medikamente mehr aus der vorgefüllten Box wieder „herausgepickt" werden müssen. Da die werkseitigen Blister dem darin eingesiegelten Medikament Schutz vor schädigenden Einflüssen wie Feuchtigkeit, Schmutz oder Lichteinfluss bietet, entfällt dieser Schutz bei einer Gestellung von mehreren Tagen bis zu einer Woche.

In den Dispensern werden, wie beschrieben, nur die festen oralen Formen gelagert. Die Dispenser sind in vier Fächer (morgens, mittags, abends, nachts) unterteilt, werden mit dem Namen des Bewohners versehen.

Weichen die Vergabezeiten von den üblichen Zeiten ab, z.B. bei Antibiotika, ist ein zusätzlicher Vermerk auf dem Dispenser anzubringen, bzw. ein zweiter Dispenser vorzuhalten.

Tropfen, Flüssigkeiten, Säfte, Granulate, Brausetabletten, Zäpfchen, Ovula werden unmittelbar vor der Vergabe bereitgestellt, ebenso Kühlschrankmedikamente wie z.B. Insulin sowie alle Injektions- und Infusionsformen. Die Einzelheiten sind jeweils im Organisationsstandard festgelegt.

Dort sind auch das verordnete Spritzenmaterial sowie die Häufigkeit des Nadelwechsels bei Insulinpens geregelt, ebenso der ständige Wechsel der Einstichstelle, was für alle Injektionen gilt. Geregelt sind dort auch die Hygienemaßnahmen vor der Injektion, ebenso die sichere Nadelentsorgung danach. Um eine falsche Injektion, die ja nach Applikation nicht mehr rückgängig zu machen ist, zu verhindern, müssen die aufgezogenen Einmalspritzen mit Namensetiketten versehen werden. Das gilt auch für Infusionsflaschen, bei denen zusätzlich die Uhrzeit des Infusionsbeginns zu vermerken ist.

5.4.3 Vergabe der Medikamente

Allgemeines

Dies ist eine der wichtigsten Aufgaben der entsprechend qualifizierten Pflegemitarbeiter. In dieser Phase wird der Apotheker nicht mehr direkt involviert sein. Seine Aufgabe wird sich vor allem auf die Beratung zu Einnahmevorschriften beschränken. Er wird auch Einnahmehilfsmittel überprüfen, z.B. ob die Skalierung der Einnahmebecher und -löffel gut ablesbar ist oder ob für die Entnahme von Salben aus Kruken Spatel bereitliegen.

Wenn jedoch die Gestellungsanordnungen eingehalten und die gerichteten Medikamente vor der Verabreichung von der Pflegekraft, wenn sie sie nicht selbst gerichtet hat, nochmals überprüft werden, dürften Fehler bei der Vergabe zu vermeiden sein.

Ein Problem ist allerdings die Einnahmeverweigerung durch Senioren. Hier muss der unterrichtete Arzt handeln. Der Apotheker hat ggf. zu prüfen, ob eine nicht kompatible Arzneiform zu dieser Haltung führt. So können z.B. manche Senioren sehr große Antibiotika-Kapseln einfach nicht schlucken.

Ansonsten wird der Pflegemitarbeiter die Arzneimittel nicht nur beim Bewohner abstellen, sondern ihre tatsächliche Einnahme überprüfen.

Vorschläge zur Einnahme

Hier ist der Apotheker gefordert. Bei den Gebrauchsanweisungen hat er auf dem Medikationsblatt neben der Häufigkeit der Einnahme auch den Zeitpunkt der Einnahme festzulegen.

Darüber hinaus wird er die wichtigsten von den Bewohnern eines Heims verwendeten Medikamente tabellarisch erfassen und die Einnahmedaten übersichtsweise darstellen. Auf Unverträglichkeiten mit wichtigen Nahrungsmitteln wird kurz hinge-

Hauptsächlich genutzte Präparate

Name	INN	Kurz-indikation	Gebrauchs-anweisung	Modalitäten		Einnahme Adjuvantien
				In Verbindung mit Mahlzeit	Starres abweichendes Schema	

Abb. 5.6: Eine derartige Übersicht ist mit dem Medikamentendokumentationsbogen weiterzuentwickeln (s. Abb. 4.2a und 4.2b)

wiesen. Ein besonderes Augenmerk ist auf die Gabe von Antidiabetika zu richten (s. Abb. 5.6).

Weitere Grundsätze sind im Organisationsstandard und bei „Pharmaceutical Care" (s. Kap. 6) abgehandelt.

Organisationsstandard

Der beigegebene Organisationsstandard wurde von Frau Pflegedienstleiterin Boeke für das Alten- und Pflegeheim auf Norderney konzipiert, vom Verfasser ergänzend behandelt und auf seine eigenen Versorgungsbelange zugeschnitten. Er soll dem Apotheker einen Einblick verschaffen in die Qualitätsbestrebungen der Heime, die denen der Apotheke nicht nachstehen (s. Anhang III).

Die Formulare, Kontrolllisten etc., die ebenfalls Bestandteil dieses Organisationsstandards sind und auf die im Original explizit verwiesen wird, haben zum Großteil in modifizierter bzw. verbesserter Form in dieses Buch Eingang gefunden, so dass auf den Abdruck der Ausgangsmaterialien hier verzichtet werden kann. Sämtliche verwendeten Unterlagen haben jedoch immer derartige Handreichungen zu begleiten.

6 Pharmazeutische Betreuung – Pharmaceutical Care

6.1 Ziele

„Pharmaceutical Care" – dies ist ein Begriff, der das Berufsbild des Apothekers deutlich wandeln wird. Standen in früheren Zeiten die „Arzneimittelherstellung und die Abgabe" der Arzneimittel im Mittelpunkt der apothekerlichen Berufsausübung, so wird mit „Care" ein definierter Beitrag zur gesundheitlichen Betreuung gefordert.

Der Apotheker soll mithelfen, den Anwendungserfolg der Arzneimitteltherapie zu verbessern, arzneimittelbezogene Probleme, wie Interaktionen und ihre Auswirkungen, rechtzeitig zu erkennen.

Es ist also nicht nur eine bloße Patientenberatung, bei der der Apotheker noch besser auf die individuelle Lage des Patienten eingeht, sondern es erfolgt auch eine systematische Erfassung und Optimierung, auch ökonomisch, der Arzneimittelanwendung.

So hat der Patient auch im Apotheker einen Ansprechpartner, wenn er z.B., wie oben beschrieben, über die Einnahme, über Wechselwirkungen oder über früher genommene Mittel im Zweifel ist. Damit wird der Anwendungserfolg, nicht zuletzt durch die Verbesserung der Compliance, gesichert und die Lebensqualität der oft multimorbiden Senioren verbessert.

Nach Marion Schäfer gliedert sich der individuelle Betreuungsprozess in folgende Aufgaben, die mit den aufgezeigten Schritten der Heimversorgung in Korrelation gebracht werden sollen:

1. Aufnahme und chronologische Fortschreibung der Medikationsdatei
Hier hat der Apotheker bei einer gewissenhaft und zeitnah gepflegten EDV-Anlage keine Probleme. Probleme können hier, neben Bewohnerzukäufen im Rahmen der Selbstmedikation, allerdings die nicht dokumentierten Ärztemuster machen (s.Kap. 4.3.2).

2. Entwicklung des aktuellen Medikationsprofils
Dies kann ebenfalls aus der sowieso vorhandenen und wie oben gepflegten Medikationsdatei entwickelt werden.

3. Erfassung therapeutisch relevanter Patientenmerkmale (wie z.B. BMI, Allergien etc.)
Diese Forderung Marion Schäfers dürfte mit dem Heim derzeit nicht zu realisieren sein, da die Erfüllung einen Zugriff auf sensible Patientendaten erfordern würde.

Hier stehen in der Regel noch Datenschutzbedenken im Wege. Allerdings sind Programme wie die „Kundenverwaltung mit Pharmazeutischer Betreuung" als Modul von Winapo von Lauer für die Erfassung von Messdaten wie Cholesterin, BMI, Blutdruck, Blutzucker ausgelegt. Ebenso können auch Krankheiten und Allergien im System hinterlegt werden.

4. Erkennen und Lösen arzneimittelbezogener Probleme
- Arzneimittel-Check (z.B. OTC-Indikationsstellung, Nebenwirkungen)
- Dosierungs-Check
- Interaktions-Check
- Kontraindikations-Check
- Compliance-Check

Die Lösung arzneimittelbezogener Probleme ist die eigentliche Domäne des Apothekers. Wie hier im Heimalltag vorzugehen ist, findet sich in den vorhergehenden Kapiteln. Die Lösung wird umso besser sein, vor allem der Compliance-Check, je besser der Apotheker, z.B. über die vorgeschriebenen Fortbildungsveranstaltungen, mit den Heimmitarbeitern im Gespräch ist.

5. Dokumentation der erbrachten Betreuungsleistungen und ihrer Ergebnisse
Die Gesamtdokumentation der apothekerlichen Leistung ergibt sich aus der gezeigten Erfassung der Einzeldokumentationen und ist somit leicht nachweisbar. Es muss nur systematisch vorgegangen werden.

6. Ergebnisbewertung
- Besserung von spezifischen Symptomen und Parametern
- Verbesserung der Lebensqualität

Hier können nach dem derzeitigen Stand noch keine spezifischen Aussagen gemacht werden. Aber auch hier wird sich durch die geplante engere Zusammenarbeit mit der Apotheke einiges weiterentwickeln.

6.2 Disease-Management und pharmazeutische Betreuung

Die Pharmamärkte stehen weltweit im Mittelpunkt politischer Reformdiskussionen. So hat man in Deutschland im Zug der Reform des Risikostrukturausgleichs der gesetzlichen Krankenversicherung Disease-Management-Programme eingeführt.

Sie haben den Zweck, Qualität und Wirtschaftlichkeit der medizinischen Versorgung chronisch Kranker zu verbessern. Man will aber auch gem. Professor Lauterbach Folgekosten sparen, weil „die Versorgung chronisch Kranker häufig durch Leistungen verursacht werden, deren Wirksamkeit nicht gesichert ist". Es sollen deshalb „evidenzbasierte Leitlinien" – das neue Zauberwort der Medizin – zur Behandlungsoptimierung erlassen werden. Diese Leitlinien gelten dann für bestimmte Indikationsbereiche – z.B. Diabetes oder Asthma – und es ist streng schematisch danach zu verfahren.

Während also beim Disease-Management die schematisierte Abarbeitung einer Indikationsvorgabe das Ziel ist, steht beim „Pharmaceutical Care" der Einzelpatient als Individuum im Mittelpunkt, um es etwas überspitzt zu sagen. Das ist auch unsere spezielle Aufgabe.

Sicher wird Disease-Management in Heimen mit gleichartigem Kollektiv, z.B. Behindertenheimen, in absehbarer Zeit eine Rolle spielen, weil man durch standardisierte Behandlung Kosten sparen kann, aber zur Zeit spielt es für den Heimalltag noch keine Rolle.

Heime werden primär von Hausärzten betreut, die hier noch nicht besonders geschult und schulungswillig sind.

Mit Sicherheit werden Praxisvernetzungen und Software-Weiterentwicklungen einen Durchbruch bringen und uns Wege zu einer standardisierten Pharmakotherapie vorgeben, die, da schematisiert, auch überwacht werden muss.

6.3 Schwerpunkte im Heimalltag

Der Schwerpunkt apothekerlicher Arbeit im Heimalltag wird nach der Einteilung von Schäfer sicher das Erkennen und Lösen arzneimittelbezogener Probleme für den einzelnen Patienten sein.

Die folgenden Ausführungen sollen primär auf diese Aspekte abstellen und in der Diskussion zweier Gesichtspunkte zeigen, wie sie schnell und sicher gelöst werden können. Die Pflegemitarbeiter sind in der Regel froh über einen kompetenten Ansprechpartner in Arzneimittelfragen, zumal der Apotheker auch persönlich leichter zu erreichen ist als der Arzt. Mit dem Apotheker werden z.B. Nebenwirkungsfragen vorgeklärt, ebenso Fragen zur richtigen Dosierung und Einnahme sowie deren Verstetigung. Er ist darüber hinaus oft der „Guide", der gezielte Fragen dann weitergibt und mit dem Arzt oder dem Krankenhaus klärt.

6.3.1 Dosierungscheck

Beim geforderten Dosierungscheck wird der Apotheker zudem von sich aus tätig, indem er die Dosierungsangaben des vom Arzt abgezeichneten Medikamentendokumentationsblattes übernimmt und auf Plausibilität hin überprüft, bevor er sie überträgt. Dazu bedient er sich geeigneter Programme und Software, z.B. „DosiCare 4" von Lauer.

Wie sehr eine derartige Software die zeitaufwendige Dosierungsfrage erleichtert und die Arzneimittelgabe für Verabreicher und Einnehmenden sicherer macht, sei am Beispiel „Dosierungsplan" des Lauer-Programms erläutert. Zugleich ist an diesem Beispiel auch ausblickhaft zu sehen, dass wir uns auf eine verstärkte Steuerung aller Einzelprozesse durch den Computer auch im Heim einzustellen haben.

Es kann für jeden Patienten ein eigener Dosierungsplan angelegt werden. Dazu werden die Patientendaten aus der Patientendatei übernommen. Es wird nun zunächst der Einnahmezeitraum festgelegt, die Medikamente werden eingegeben (aus der Taxe, durch PZN oder Einscannen), und die Dosierung wird über einen Dosierungsdialog festgelegt. Hierzu muss geklärt sein, für welche Tage die Dosierung vorgesehen ist, und es muss ein Tagesplan mit den jeweils zu verabreichenden Mengen des Medikaments festgelegt werden. Das Programm erlaubt auch individuelle Dosiermöglichkeiten, wie z.B. solche mit Dosierpause. Freitexte, wie z.B. „Kräftig einreiben" bei Externa oder „Mit viel Flüssigkeit einnehmen", sind möglich und können individuell gestaltet werden. Öfter benötigte Texte lassen sich auch abspeichern und bei Bedarf abrufen. Dosierungsangaben aus der Lauer-Taxe werden eingespielt. Praktisch ist das Feld „Bestimmungsdaten", weil hier die Form der Medikamente, soweit in der „Gelben Liste" hinterlegt, abgebildet wird. Bei Nichtabbildung lässt sie sich auch schematisch einfügen (s. Abb. 6.1).

Der Menueunterpunkt „Restmenge/Reichweite erfassen" erlaubt, auf viel Hektik im Heimalltag zu verzichten, weil das Menue angibt, wann ein Medikament zur Neige geht. Auch das Drucken einer Bestandshistorie ist möglich. Chargen/Verfalldaten

```
Telefon:
Telefax:

DOSIERUNGS- UND EINNAHMEHINWEISE

für:      Frau Erika Mustermann

Präparat:  MOLSIDOMIN 8 retard Heumann Tabl.

Dosierung:
1     Stück        morgens   um    08:00   Uhr
1     Stück        abends    um    18:00   Uhr

Zeitraum:    06.05.2003   -   12.05.2003




Wichtige Hinweise:
2-3 x tgl. 1-4 mg bis max. 3 x tgl. 8 mg (Retard)
```

Abb. 6.1: Dosierungsplan

Schwerpunkte im Heimalltag

Adler - Apotheke Dr. Ulrich Räth e.K.
Neuer Weg 23
26506 Norden

Medikation von Frau Mustermann, Erika

Geburtsdatum: 18.10.1939   Station: C   Zimmer: 312
Dosierungszeitraum: **20.05.2003 - 26.05.2003**

Einnahme-beginn:	Medikament:	Dosierung:	Arzt:	Restbestand/Reichweite:
06.05.03	LEVOMEPROMAZIN neuraxpharm Tropfen	Dosierungspause keine allgemeine Dosierungsangabe mögli	Herr Dr. med. Heinken, Frank	-56 ml / bis: Rezept erforderlich!
06.05.03	MOLSIDOMIN 8 retard Heumann Tabl.	1-0-1-0 St Einnahme unabhängig von den Mahlzeiten	Herr Dr. med. Heinken, Frank	-42 St / bis: Rezept erforderlich!

Medikation von Frau Mustermann, Erika   03.07.2003   Seite 1 von 1

Abb. 6.2: Medikationsplan mit Restbestand-/Reichweiten-Anzeige

können optional angelegt werden und der verordnende Arzt dem Medikament zugeordnet werden. Änderungen und Löschungen sind leicht möglich. Dosierungs- und Einnahmehinweise können einzeln oder in Übersicht ausgedruckt werden, ebenso sind Packungsetiketten automatisch zu drucken (s. Abb. 6.2).

6.3.2 Interaktionscheck

Die Funktion Interaktionscheck oder Risikocheck des PC ist in vielen Apotheken aktiviert, und eine entsprechende Überprüfung findet als Routinemaßnahme auch im Apothekenalltag bei fast jeder Arzneimittelabgabe statt. Bei Stammpatienten wird meist auch die länger zurückliegende Medikation miteinbezogen. Das gilt natürlich auch für Heimpatienten. Um hier einen Medikationsverlauf aufbauen zu können, muss die Betreuung aber über einen längeren Zeitabschnitt möglich sein.

Das sah der Gesetzgeber genauso, und das hat, wie vorne ausgeführt, zur Aufnahme des § 12a in das Apothekengesetz beigetragen.

Bei Arbeiten mit dem Interaktionsprogramm ist man bei multimorbiden Patienten mit der Schwierigkeit konfrontiert, dass bei gewissenhafter Auswertung mit entsprechender Benachrichtigung der Ärzte eine symptombezogene Pharmakotherapie fast unmöglich wäre. Das System erschlägt einen mit seiner Informationsfülle. Meist wird es deshalb so eingestellt, dass nur die mittelschweren und schwerwiegenden Interaktionsschweregrade angezeigt werden. Diese Informationen werden beim Zusammenstellen und Bedrucken der Rezepte von der PTA patientenbezogen ausgedruckt und dem Apothekenleiter vorgelegt (s. Abb. 6.3). Er entscheidet über das weitere Vorgehen.

Zwei Beispiele aus der Praxis sollen das Problem verdeutlichen:

- Interaktion Fluanxol®/Akineton®
- Interaktion Clozapin/Lorazepam

Interaktionscheck

Ohne Kundenzuordnung

mittelschwer

CLOZAPIN neuraxpharm 100 Tabl. / LORAZEPAM ratiopharm 1 mg Tabl.
(461 - Clozapin, Olanzapin / Benzodiazepine)

In Einzelfällen Kollaps und Atemstillstand (Pharmakokinetisch)

Abb. 6.3: Interaktionscheck

In der Regel wird so entschieden, dass die mittelschweren Interaktionen generalisiert mit den Ärzten besprochen werden, und auf Grund dieses Gesprächs werden dann entsprechende Vermerke auf dem Interaktionsausdruck gemacht. Dieser wird schließlich patientenbezogen z.B. im Ordner I und II (s. Kap. 5) abgelegt.

Beim ersten Beispiel wird der Arzt natürlich nicht wegen der Interaktion Fluanxol®/Akineton® angerufen, denn die ist nicht zu vermeiden.

Bei der Interaktion Clozapin/Lorazepam wurde über die Herstellerfirma recherchiert und dann der Arzt angerufen.

Über diese Schwierigkeit wird auch in Schulungen mit dem Pflegepersonal gesprochen, oder es werden eigene Diskussionsrunden zu diesen Themen gebildet. Dabei werden die Fälle vorgestellt, und es wird für Therapienotwendigkeiten sensibilisiert. Um Irritationen zu vermeiden, können derartige Schulungen auch in Zusammenarbeit mit einem Arzt durchgeführt werden.

Hat der Check z.B. die generelle Interaktion des Prostaglandinhemmers mit dem Blutdrucksenker ergeben, werden die Pflegemitarbeiter zu genauer Beobachtung des dokumentierten Blutdruckverlaufs und ggf. zu häufigerer Ermittlung dieses Vitalwertes aufgerufen. Bei einer Abweichungstendenz ist der Arzt darauf hinzuweisen. Dieses Beispiel zeigt zudem, dass die Forderung des Gesetzgebers nach einer entsprechenden Qualifizierung der Heimmitarbeiter ebenfalls notwendig ist.

Bei schweren Indikationen wird der Arzt in allen Fällen benachrichtigt. Meist wird von diesem daraufhin ein anderes Therapiekonzept eingeleitet.

Beispielhaft sei ein Fall aus der Praxis geschildert:

Bei einem psychisch schwer erkrankten Patienten (untergebracht im entsprechenden Pflegeheim), der mit Neuroleptika (hier Gliaminon® – Dopaminantagonist) behandelt wird, wurde vom Neurologen zusätzlich ein Morbus Parkinson diagnostiziert, der mit Madopar® (Dopaminagonist) behandelt wurde. Sehr bald nach der Madopar®-Medikation hat der Patient dreimal sein Zimmer „atomisiert" (ziemlich wörtlich zu nehmen), was zu einer höheren Gabe an Neuroleptika und zusätzlich solchen mit stark sedativem Charakter führte. Auf Intervention der versorgenden Apotheke bei den behandelnden Ärzten wird auf die Madopar®-Gabe jetzt verzichtet, der Patient „rastet" nicht mehr aus und kommt wieder mit kleineren Neuroleptika-Mengen zurecht. Für den Morbus Parkinson wird über eine andere Therapie nachgedacht.

6.3.3 Kontraindikations- und Compliancecheck

Dieser Forderung von Marion Schäfer wird der Apothker wohl am schwersten gerecht werden können. Hier wird die Fortentwicklung des Versorgungsalltags sicher vieles, was heute als Problem angesehen wird, von alleine lösen.

6.3.4 Fortbildungsveranstaltungen und Bewohnersprechstunden

Man sieht, dass auf den Apotheker hier auch Aufgaben zukommen, die eine andere Form der eigenen Weiterbildung erfordern. Diese Weiterbildung ist dann, wie geschildert, an die Heimmitarbeiter weiterzugeben.

Fortbildungsveranstaltungen gestatten dem Apotheker, sich als wichtiger Ansprechpartner im Heim zu etablieren. Gleichzeitig sollte sich diese regelmäßige Veranstaltung zum Forum entwickeln, wo sich die mit der Medikamentenversorgung im Heim befassten Mitarbeiter gemeinsam informieren und die heimseitigen Abläufe diskutieren und verbessern können.

Dabei erscheint es zum Einen sinnvoll, einen systematischen Themenkatalog zu entwickeln, anhand dessen die Hauptgesichtspunkte der Medikamentenversorgung im Heim in einem überschaubaren zeitlichen Rahmen behandelt werden. Das erneute Aufgreifen einzelner Themen erlaubt nicht nur deren Vertiefung und garantiert eine entsprechende Einweisung neuer Heimmitarbeiter, sondern ermöglicht auch eine Vergewisserung, dass sich die Mitarbeiter die vorgegebenen Pflegestandards zu eigen gemacht haben. Die Empfehlungen der Bundesapothekenkammer zur Qualitätssicherung bei der Versorgung der Bewohner von Heimen enthält auch eine Liste von Themen, die als Grundlage eines derartigen Kanons dienen kann (s. Anlage 5 der Empfehlungen im Anhang).

Da Qualitätssicherung jedoch als Ergebnis gemeinsamer Anstrengung aller Mitarbeiter eines konkreten Heims seinen Niederschlag finden muss, sind die Fortbildungsveranstaltungen zum anderen als der Rahmen zu nutzen, wo jeweils spezifische „Knackpunkte" und aktuelle Erfahrungen aufgearbeitet werden können. Die daraus entstehende Themenliste wird in ihrer Abfolge und ihren spezifischen Schwerpunkte dann auf die konkreten Gegebenheiten des jeweiligen Heims abgestimmt sein.

Nutznießer eines derartigen systematischen Diskussionsprozesses werden nicht nur alle an diesem Prozess Beteiligten, sondern auch generell die Bewohner des Heims sein. Zuständig für die Sicherung der individuellen Therapie ist aber immer primär der Apotheker. Daher ist es unerlässlich, zur Abrundung dieses Betreuungskonzepts Bewohnersprechstunden zur Einzelberatung einzurichten.

7 Die Belieferung von Altenheimen aus wirtschaftlicher Sicht

Um kaum einen Bereich ranken sich so viele Geschichten und Gerüchte wie um die Belieferung von Altenheimen. „Nur aufgrund einer Freundschaft zum Verwaltungsdirektor oder aufgrund grosszügiger „Spenden" ist Kollege X dort im Geschäft – keine Chance, dort einzusteigen …" So oder so ähnlich hört man viele Kollegen klagen und mutmaßen.

Die neuen Verpflichtungen zum Abschluss von Versorgungsverträgen mögen Manches auf eine geordnetere Basis stellen. Eine ganz andere Frage ist hingegen die, ob es sich überhaupt lohnt, in die Heimbelieferung einzusteigen. Angesichts der aktuellen Einbußen mag diese Frage frevelhaft klingen. Wie kann man in diesen schwierigen Zeiten auf nur einen Cent verzichten?

Die Antwort sei in Kurzform bereits vorweggenommen: Die jüngsten Sparbeschlüsse setzen weniger am Umsatz, sondern vornehmlich an der Rendite in Form teils drastisch gekürzter Spannen an. Viele Leistungen, die vorher durch Mischkalkulationen gedeckt waren, müssen daher auf den Prüfstand. Jedes zusätzliche Engagement sollte daher mindestens einen zusätzlichen Deckungsbeitrag erwirtschaften – sonst legt die Apotheke zu.

7.1 Kostenbetrachtungen

7.1.1 Personalkosten

Um zu beurteilen, ob die zusätzliche Heimbelieferung eine wirtschaftliche Stärkung des Betriebes bedeutet, ist es erforderlich, über die tatsächlich anfallenden, zusätzlichen Kosten Klarheit zu erlangen. Zum weit überwiegenden Teil dürften dies Personalkosten sein.

Nach einer Faustregel errechnen sich die Gesamt-Personalkosten eines Mitarbeiters nach

$$Bruttogehalt \times 16 = Gesamtkosten\ p.a.$$

Dies trifft bei 13 Monatsgehältern und den momentanen Lohnnebenkosten relativ gut zu. Wer es exakter mag, nehme die Lohnabrechnungen zur Hand. Für eine Vollzeitstelle kann man größenordnungsmäßig von etwa 1650 bis 1700 Arbeitsstunden pro Jahr ausgehen. Hohe Krankheitszeiten reduzieren diesen Wert natürlich. Mit den

Gesamtkosten p.a. von oben können Sie nun leicht errechnen, was Sie eine Arbeitsstunde wirklich gesamthaft je Mitarbeiter kostet. Bei approbierten Kräften können das schnell 30,– bis 35,– € pro Stunde werden. Eine PTA schlägt mit 15,– bis 20,– € zu Buche, ein PKA um 13,– bis 16,– €. Eine Streitpunkt ist stets, inwieweit Sie Ihre eigene Arbeitsleistung ansetzen. Ehrlicherweise sollten Sie das tun, mit Sätzen von mindestens 50 €/Stunde.

Sodann ist zu beantworten, wieviel Zeit die Heimbelieferung kosten wird. Wer bisher schon beliefert hat und für den nur die Verlängerung ansteht, kann dies freilich präziser abschätzen als der Newcomer. Diese Handlungskosten setzen sich zusammen aus den Aufwendungen für

- die **Rezeptbelieferung**, und hier speziell
    - Zusammenstellung der Präparate,
    - Einzelkennzeichnung mit Namen und Einnahmevorschriften, ggf. patientengerechte Zusammenstellung bis hin zur Auseinzelung und Verblisterung,
    - persönliche Auslieferung (Zeitaufwand je nach Häufigkeit und Entfernung; Kfz-Aufwendungen siehe weiter unten!),
    - ggf. die Vorhaltung eines Bereitschaftsdienstes.

- **Verwaltungsaufgaben**, wie
    - Kontrolle der Zuzahlungen,
    - Erstellung von Einzelquittungen,
    - EDV-technisches Controlling und Lagerüberwachung in der Apotheke,

- **Pharmazeutische Betreuung**, hier z.B.
    - Anlegen von Medikationsprofilen, Neben-, Wechselwirkungs-Check,
    - Kontrolle der Medikamente (Verfall, Lagerungsbedingungen) im Heim,
    - persönliche Beratungs- und Schulungsleistungen.

So zusammengestellt, klingt das alles nach hohem Aufwand – doch das muss im Einzelfall nicht so sein. Der Organisationsgrad Ihrer Apotheke spielt eine entscheidende Rolle, wie gut Ihre EDV funktioniert und Ihr Betrieb eine strukturierte, ökonomische und prozessorientierte Arbeitsweise beherrscht. Und natürlich, wieviele Einheiten und Patienten in welchen Zeitabständen und über welche Turni zu beliefern wären. Wichtig ist eben, dass Sie diesen Handlungsaufwand einigermaßen zutreffend im Vorhinein abschätzen können. Scheuen Sie sich ggf. nicht, das alles einmal in Form eines „Probe-Betriebes" zu simulieren, mit Stoppuhr und Erfassungsbogen der einzelnen Arbeiten. Sie mögen über diesen Aufwand lachen; doch besser etwas Mühe vorab investieren, als hinterher einen Klotz am Bein zu haben!

7.1.2 Investitionskosten

Zusätzliche, größere Investitionen werden zumeist nicht nötig sein, wenn man einmal von vielleicht erforderlicher, neuer Regalfläche und ggf. einem Zusatzmodul für die EDV absieht. Sollten dennoch nennenswerte Investitionen zu tätigen sein, so sind hierfür kaufmännisch die Kapitalkosten anzusetzen, die sich aus der Abschreibung bzw. Tilgung (idealerweise in etwa gleich) zuzüglich einer angemessenen Kapitalverzinsung ergeben. Für viele Anschaffungen ist ein Ansatz von etwa 10 % bis 20 % der Investitionssumme pro Jahr, je nach Abschreibungsdauer am oberen oder unteren Rand, angemessen. Wer genauer rechnen möchte, kann folgende Näherungsformel, gültig für ein typisches Annuitätendarlehen mit konstanten Raten, dafür fallenden Zins- und steigenden Tilgungsanteilen über die Laufzeit, verwenden:

Jahresrate = Kreditbetrag ÷ Laufzeit + 0,5 × Zinssatz [in %] ÷ 100 × Kreditbetrag

Beispiel für 10 000 € auf 10 Jahre bei 6 % Zins:

Jahresrate = 10 000 € ÷ 10 + 0,5 × 6 % ÷ 100 × 10 000 € = 1300 € p.a.

Wer Eigenkapital investiert, sollte trotzdem einen angemessenen Zinsatz für sein unternehmerisch arbeitendes Kapital ansetzen – alles andere ist Augenwischerei.

7.1.3 Lagerkosten

Zusätzliche Lagerkosten können insoweit anfallen, als eine gewisse Bevorratung für den individuellen Heimbedarf gefordert und auch vertraglich fixiert wird. Als Richtwert kann etwa ein Wochenbedarf gelten. Wer also einen Heimumsatz von 3000 € pro Woche macht, hat bei einem Wareneinsatz von angenommen 75 % rund 2250 € für einen Wochenbedarf anzusetzen. In praxi dürfte die Bevorratung, je nachdem, welche Liefertreue und -geschwindigkeit angestrebt wird, wesentlich höher ausfallen. Analog zum übrigen Geschäftsbetrieb, wo das Warenlager etwa 7 % bis 10 % allerdings des gesamten Jahresumsatzes ausmacht, wären im Beispiel, bei 3000 € mal 52 Wochen gleich 156 000 € Jahresumsatz, rund 11 000 bis 16 000 € an zusätzlichem Warenlager opportun. Die Wahrheit dürfte irgendwo in der Mitte zwischen dem oben erwähntem Wochenbedarf und der weiter unten errechneten Spannbreite liegen, da die Abstimmung auf den tatsächlichen Bedarf meist recht trennscharf erfolgen kann und zudem Überschneidungen mit dem bisherigen Warenlagersortiment zu erwarten sind. Als Grund-Lagerkosten für das gesamte Warenhandling sowie die Kapitalkosten für die Ware selbst, den Raum sowie die Schubanlagen können mindestens etwa 15 % bis 20 % der gelagerten Ware zu Einstandspreisen pro Jahr angenommen werden. Im Einzelfall können das sogar noch deutlich mehr werden, wenn z.B. das Warenlager ungünstig via Großhandel oder gar Kontokorrent (!) finanziert ist oder uneffizient gearbeitet wird (aufwendige Pflege, häufige Umräumaktionen, durchgängige Etikettierung usw.). Werden z.B. 7500 € angesetzt, dann schlagen diese mit etwa 1100,– bis 1500,– € Lagerkosten p.a. zu Buche. Dazu kommen unvermeidliche Verluste durch Verfall bzw. Retouren, die nochmals im Bereich von 3 % bis 5 % des zusätzlichen Warenlagerwertes anzunehmen sind. Alles im allem hätte der Beispielbetrieb Lagerkosten von etwa 1.400,– bis 1.800,– € pro Jahr einzukalkulieren, mithin gut 1 % des erzielten Umsatzes. Nicht allzu viel, doch im Einzelfall durchaus zu berücksichtigen.

7.1.4   Lieferkosten

In einigen Fällen, je nach Lage und Entfernungen, werden Auslieferungskosten nicht nur in Form von personellem Zeitaufwand, sondern für den Fahraufwand an sich anfallen. Muss ein PKW benutzt werden, ist darauf zu achten, hier ehrliche Kilometerkosten anzusetzen, die auch Aufwendungen für Reparaturen etc. sowie den unvermeidlichen Wertverlust gebührend berücksichtigen. Kurzstrecken sind im übrigen besonderes teuer - Verschleiß und Spritverbrauch sind hier überproportional hoch. Tabellen z.B. von Automobilclubs geben hier Aufschluß. Selbst günstigste Kleinwagen werden jedoch kaum unter etwa 20 bis 25 Cent pro km zu betreiben sein. Es sei auch auf den steuerlichen Aspekt hingewiesen: Das Führen als Geschäftsfahrzeug im Betriebsvermögen ist heute oft alles andere als vorteilhaft, zumal, wenn der pauschale Prozentsatz für die private Nutzung von 1,0 % auf die andiskutierten 1,5 % pro Monat und bezogen auf den Listenpreis erhöht werden sollte. Fallen mindestens 50 % der Fahrleistung in den betrieblichen Bereich, ist die Verbuchung als Betriebsvermögen zwingend. Andererseits können für einen reinen Privatwagen ohne größeren Aufwand immer noch 30 Cent pro km für Dienstfahrten geltend gemacht werden. Es ist im Einzelfall sehr sorgfältig ggf. mit dem Steuerberater zu erörtern, welche Lösung günstiger ist. Manchmal verzichtet man lieber, schon aus Gründen der Vereinfachung und des Verzichts auf die leidige Belegsammelei, auf den einen oder anderen steuerlichen Kilometer …

7.1.5   „Werbekosten"

Auch wenn die neuen Lieferverträge die Gewährung von Vorteilen an Entscheidungsträger explizit ausschließen sollen – das praktische Geschäft läuft leider oft anders. Machen Sie sich nichts vor und kalkulieren Sie ganz nüchtern, was auf Sie zukommen kann. Es sind oft Kleinigkeiten, die sich aber rasch addieren: Die Gewährung von Einkaufsvorteilen für das Pflegepersonal in der Apotheke, Geschenke unterschiedlichen Umfanges zu Weihnachten oder besonderen Anlässen (übrigens ggf. auch für die Heimbewohner), die eine oder andere Spende, das Zur-Verfügung-Stellen mancher Gerätschaften, der Sie sich naturgemäß nur schwer widersetzen können. Dazu kommen auch ganz praktische Dinge wie Aufwendungen für Vorträge oder Handzettel, zusätzliche Kopien und Etiketten etc.

7.2 Einnahmenseite

Den Kosten stehen Umsätze gegenüber. Umsatz ist nicht gleich Rohertrag, und Rohertrag ist nicht gleich Gewinn. Ein Fehler erster Güte wäre es jedoch, die durchschnittlichen Rohgewinnsätze (Netto-Handelsspannen) des Apothekenbetriebes für eine Rentabilitätsvorschau anzusetzen. Vielmehr ist eine segmentale Betrachtungsweise vonnöten, sprich eine Aufgliederung in verschiedene Umsatzbereiche, wie

- GKV-Umsätze,
- Privat-Umsätze, verordnet,
- OTC-Verkauf,
- Freiwahl,
- Aktionen,
- Sonstiges, wie Heimbelieferungen.

Gute EDV-Systeme gestatten es, diese einzelnen Bereiche getrennt nach Umsatzzahlen und eben den entscheidenden Rohgewinnen und Handelsspannen auszuweisen. Wer noch nicht beliefert, kann sich in erster Näherung an den GKV-Werten orientieren. Wichtig ist, auf zeitnahe Daten zurückzugreifen (aktuelle Gesundheitsreform!). Meist wird man davon sogar noch Abschläge vornehmen müssen, da im Alter, siehe weiter unten, wesentlich hochpreisiger verordnet wird und zudem bei vielen Hilfsmitteln und Medizinprodukten (Betteinlagen, Windeln, Teststäbchen usw.) heute manchmal Mühe herrscht, überhaupt noch positive Spannen, und seien sie im niedrigen, einstelligen Prozentbereich, zu erwirtschaften. Nicht selten werden Sie gar unter die 20 %-Marke bei Ihrer Handelsspanne rutschen. Wie weit, das ist dann die entscheidende Frage, denn die 20 %-Marke ist der Satz, den viele Kollegen bereits als Gesamtkosten zu tragen haben.

Es empfiehlt sich auch hier, sofern noch keine eigenen Erfahrungswerte vorliegen, möglichst viel im Vorfeld zu ermitteln. Aus Gesprächen mit den versorgenden Ärzten und ggf. Pflegekräften können Sie wichtige Rückschlüsse auf das Verordnungsspektrum ziehen. Nicht jedes Heim ist gleich, und die Verordnungsgewohnheiten streuen innerhalb der Ärzteschaft ebenfalls beträchtlich. Durch das neue Kombi-Honorierungsmodell ergibt sich eine neue Situation: Der 3 %-Zuschlag deckt die Lagerkosten für maximal etwa 2 Monate (bei der Aufnahme neuer Artikel beachten!), ansonsten ist jede GKV-Packung noch 6,10 € „wert", zuzüglich etwaiger Rabatte, die diesen Betrag im höherpreisigen Bereich deutlich überschreiten können und letztlich auch müssen. Die prozentualen Spannen hingegen brechen zu höheren Packungspreisen hin zwangsläufig stark weg. Vgl. hierzu die Abb. 7.1.

Die Belieferung von Altenheimen aus wirtschaftlicher Sicht

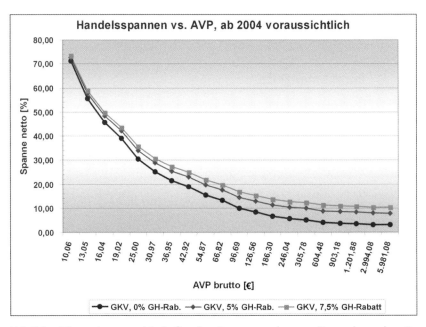

Abb. 7.1: **Die noch zu erwirtschaftenden Spannen nehmen mit zunehmendem Packungspreis deutlich ab und können, sofern nicht adäquate Großhandels- oder Herstellerrabatte dagegen stehen, sogar beinahe gegen Null gehen** (untere Kurve GKV-Bereich, ohne Rabatte). Die neue Honorierungsstruktur mit Fixaufschlägen und nur noch einem geringen, prozentualen Aufschlag von 3 % lässt die prozentualen Spannen gerade im hochpreisigen Bereich stark abnehmen. Hier ist eine klare Verschlechterung zur früheren Situation zu sehen. Bei 20 % Kostensatz ist also bei Packungspreisen oberhalb etwa 40 bis 60 €, je nach eigenem Rabatt, theoretisch keine Kostendeckung mehr gegeben. Preiswerte Mittel werden dagegen renditemäßig erheblich aufgewertet. Da gerade bei älteren Patienten viel im hochpreisigen oder aber im mit Minimalaufschlägen versehenen Hilfsmittelbereich (Inkontinenzartikel etc.!) verordnet wird, muss im Hinblick auf die Rentabilität genau hingeschaut werden. Spürbar besser sieht es aus, wenn noch ordentliche Großhandelsrabatte erzielt werden können (obere Kurven). Im Einkauf liegt hier wirklich der Gewinn! Doch stehen diese Rabatte bekanntlich politisch ebenfalls unter Beschuss, und es bleibt abzuwarten, inwieweit zukünftig flächendeckend tatsächlich noch „echte" 5 % oder mehr (nach Abzug von Spannenausgleich, Ausschlüssen etc.) erzielt werden können. Etwas besser sieht es noch im Bereich der Privatverordnungen aus, doch ist dieser Vorteil nunmehr auch auf 2 € Rohgewinnvorteil abgeschmolzen, zumindest im verschreibungspflichtigen Bereich.

Deshalb kommt den Großhandelskonditionen und Herstellerrabatten zukünftig eine noch größere Schlüsselrolle zu. Bekanntermaßen sind diese jedoch ins Visier der Politik geraten, eine gefährliche Situation. Geschicktes Verhandeln, vor allem, wenn es um größere Umsätze geht, wird also wichtiger denn je. Dafür wird möglichst aussagekräftiges Zahlenmaterial benötigt, in welchen Produktbereichen welche Umsätze getätigt werden.

Es sei weiterhin angeraten, ggf. Ihre Großhandelskonditionen kritisch zu hinterfragen und neu zu verhandeln, wenn Sie in die Heimbelieferung mit größeren Umsätzen einsteigen möchten. Für diese Verhandlungen, sollen sie effektiv verlaufen, wird ebenfalls möglichst aussagekräftiges Zahlenmaterial benötigt, in welchen Produktbereichen welche Umsätze getätigt werden.

7.3 Deckungsbeitragsrechnung

Ob sich eine Belieferung nun rechnet oder nicht, kann mit Hilfe der sogenannten Deckungsbeitragsrechnung entschieden werden. Wie schon oben erwähnt, müssen hierzu die direkt infolge der Lieferverpflichtung anfallenden Kosten bilanziert werden. Dem sind die erwirtschafteten Rohgewinne gegenüber zu stellen. Eine andere Betrachtung geht davon aus, alle Kosten der Apotheke in die Rechnung einzubeziehen, und in der Maximalvariante wird sogar der Unternehmerlohn mit einbezogen. Demzufolge können verschiedene Deckungsbeiträge (DB) unterschieden werden, die numerisch als DB 1, DB 2, DB 3 usw. unterschieden werden. In der Industrie wird oft noch mit mehr als drei Stufen gearbeitet!

Rechnen wir das einmal an einem praktischen Beispiel durch:

Das recht große Heim Waldfrieden verspreche für Herrn Apotheker Schulze von der Engel-Apotheke einen Jahresumsatz von 150 000 €. Der Apotheker hat eine voraussichtliche Spanne von 18 % errechnet, das lässt einen zusätzlichen Rohgewinn von 27 000 € erwarten. Die Apotheke arbeite mit einem Gesamtkostensatz von recht günstigen 19,5 % (das sind alle Kosten wie Personal, Raumkosten, Zinsen, Sachkosten, Beiträge, aber auch die kalkulatorischen Kosten wie die Abschreibungen).

Herr Schulze kalkuliert mit folgenden Kosten:

a) Personal

Der Apotheker rechnet alles in allem mit etwa 4 zusätzlichen Arbeitsstunden pro Tag von Montag bis Freitag, mithin an rund 250 Tagen im Jahr. Es wird täglich ausgeliefert, hin und wieder auch zweimal pro Tag. Der weitaus größte Teil der Arbeit kann von Helferinnen und PTA erledigt werden. Der Arbeitseinsatz von Herrn Schulze bei der Heimbelieferung sei gering und deshalb hier vernachlässigt. Der Stundensatz – zu Vollkosten, s.o. – betrage somit im Mittel rund 17,50 €. Damit fallen pro Jahr zusätzliche Personalkosten von

$$4 \text{ Stunden} \times 250 \text{ Tage} \times 17{,}50 \text{ € pro Stunde} = \textbf{17.500 €}$$

an.

b) Lagerwert und Lagerkosten

Der Kollege muss sein Warenlager um etwa 6000 € aufstocken. Daraus ergeben sich zusätzliche Lagerkosten (inklusive Zinsen, Verfall, Pflege usw.) von angenommen 20 % p.a.:

$$6.000 \text{ €} \times 0{,}20 = \textbf{1.200 €}$$

c) Auslieferung mit Pkw

Das Heim sei 4 km entfernt. Bei täglicher Belieferung und hin und wieder Zweitbelieferung sowie sonstigen Besuchen außer der Reihe rechnet Herr Schulze mit rund 3000 km Fahrstrecke im Jahr, wobei der Kilometer mit rund 0,30 € (Vollkosten) anzusetzen sei. Macht

$$3.000 \text{ km} \times 0{,}30\ € = \mathbf{900\ €}$$

d) Investitionen

Für ein Altenheim-Programm, etwas zusätzliche Regalfläche sowie einen zusätzlichen Arbeitsplatz fallen 2500 € Ausgaben an. Dies bedeutet, bei 5-jähriger Abschreibung und 7 % Zins, Kapitalkosten (siehe weiter oben) von

$$2.500\ € \div 5 + 0{,}07 \div 2 \times 2.500\ € = \mathbf{rund\ 600\ €}$$

e) Werbekosten, Sonstiges

Für „Werbekosten", kleinere Geschenke, Vorträge sowie die kostenlose Ausleihe von Geräten und Demomaterial kalkuliert Herr Schulze einen Festbetrag von

1.000 €

Zieht man alle Positionen (a) bis (e) zusammen, so ergibt sich eine Kostensumme von gerundet etwa

21.000 €

Das bedeutet eine Kostenbelastung von 14 % bezogen auf den erwarteten Umsatz von 150 000 € p.a. Dem steht ein Rohgewinn von 18 % aus 150 000 € = 27 000 € gegenüber. Bezogen auf die rein durch die Heimbelieferung entstandenen Kosten erwirtschaftet dieses Engagement einen Deckungsbeitrag 1 von

$$\mathbf{DB\ 1} = 27.000\ € - 21.000\ € = \mathbf{6.000\ €}\ p.a.$$

oder, in Umsatz-% ausgedrückt, 18 % Spanne − 14 % Kosten = 4 %.

Diese 6000 € tragen zu den übrigen Kosten wie Miete etc. bei. Da der Gesamtkostensatz der Apotheke bei 19,5 % liegt und sich durch diesen Zusatzumsatz daran nicht viel ändern würde (der DB 1 von 6000 € kann die Gesamtkosten nicht nennenswert senken), ist der Deckungsbeitrag 2, derjenige zum Unternehmereinkommen, sogar negativ (!), nämlich

$$\mathbf{DB\ 2} = 27\,000\ € - 19{,}5\ \%\ \text{Gesamtkosten aus}\ 150\,000\ € = 27\,000\ € - 29\,250\ € = \mathbf{-\ 2250\ €}$$

Mit anderen Worten: Ein Unternehmereinkommen fällt kaufmännisch betrachtet durch das Engagement nicht an; die Belieferung trägt allenfalls die Kosten der Apotheke etwas mit, und das auch nicht vollständig. Die erlösten Rohgewinne sind also nicht einmal kostendeckend, bezogen auf die Gesamtkostenlage der Apotheke. Betrachtet auf die direkten Kosten, fällt hingegen der erwähnte Deckungsbeitrag 1 an.

Einen Deckungsbeitrag 3 – zum betriebswirtschaftlichen Gewinn nach Abzug eines Unternehmerlohnes von z.B. 7,5 Umsatz-% – brauchen wir unter diesen Umständen gar nicht erst errechnen. Er wäre naturgemäß noch negativer.

Was passiert, wenn der erwartete Umsatz nicht eintritt? Kritisch wird es ab einem Schwellenumsatz von

$$21.000\ \text{€} \div 18\ \% \times 100\ \% = \textbf{ca. 116.700 €}.$$

Unterhalb dieser 116 700 € wären nicht einmal die direkten Kosten von 21 000 € gedeckt, bei der erwarteten Spanne von 18 %. Herr Schulze würde tatsächlich drauflegen, und das nicht nur kaufmännisch. Und wenn sich die Spanne anders darstellt? Bei einer positiven Abweichung zu 20 % käme Herr Schulze auch mit

$$21.000\ \text{€} \div 20\ \% \times 100\ \% = \textbf{ca. 105.000 €}.$$

hin, bei nur 16 % hingegen müsste er

$$21.000\ \text{€} \div 16\ \% \times 100\ \% = \textbf{ca. 131.250 €}.$$

umsetzen, um überhaupt seine Kosten zu erwirtschaften – das sind immerhin 12,5 % Mehrumsatz gegenüber der Variante mit der erwarteten Spanne von 18 %, bei einem weitestgehend fremdbestimmten Umsatz eine problematische Angelegenheit.

Nun könnte Herr Schulze jedoch so argumentieren:

„Wenn ich gar nichts tue, dann erwirtschafte ich nicht einmal die 6000 € Deckungsbeitrag 1. Miete und Strom zahle ich sowieso, Zinsen auch. Also nehme ich diesen Betrag doch mit – er ist de facto für mich ein zusätzliches Unternehmereinkommen."

Diese Argumentation trägt solange, wie er einen im Vergleich zum übrigen Betrieb eher geringen Zusatzumsatz erwirtschaftet. Er vereinnahmt dann den Deckungsbeitrag tatsächlich in seine eigene Tasche. Es sei aber selbst bei dieser verzerrenden Betrachtung erwähnt, dass es nur 4 Umsatz-% sind, er aber sonst eher mit 7 % bis 8 % Unternehmereinkommen kalkuliert. Zudem hatten wir seinen eigenen Arbeitseinsatz – er war als gering angenommen worden – überhaupt nicht einberechnet. Spätestens, wenn dererlei Zusatzumsätze mit unterdurchschnittlichen, nicht kostendeckenden Spannen wie hier 18 % – bei einer sonst vielleicht erwirtschafteten Spanne von 30 % – überhand nehmen, wird Herr Schulze an seiner betriebswirtschaftlichen Auswertung schnell sehen, wie sein Gesamt-Rohgewinnsatz einbricht, die Kosten prozentual hingegen kaum zurückgehen. Seine prozentuale Rendite leidet erheblich, er dreht ein immer größeres Rad für immer weniger Ertrag. Wehe, wenn dann die erhofften Umsätze in ihrer Höhe ausbleiben!

Das obige Beispiel ist eine typische „Spitz-auf-Knopf"-Situation. Viel zu ernten gibt es da nicht! Möglicherweise bessern Zusatzeffekte – bessere Kontakte zu den Ärzten, Werbung von Angehörigen und Beschäftigten für die Apotheke usw., siehe weiter unten - die Bilanz etwas auf. Ansonsten müsste rein kaufmännisch von dem Engagement abgeraten werden. Investiert Herr Schulze 4 Arbeitsstunden der Mitarbeiter täglich in Marketingaktionen, Schulung und zusätzliche Dienstleistungen, so könnte er mit weniger als dem halben Umsatz, dann allerdings bar im OTC-Bereich erwirtschaftet mit Spannen zwischen 35 % und 45 % – mehr erreichen, ohne die Abhängigkeiten von der gesetzlichen Krankenversicherung und dem Verordnungsverhalten der Ärzte.

Es sei abschließend nochmals erwähnt, dass die jetzigen Änderungen der Arzneimittelpreisverordnung – 8,10 € Fixzuschlag plus 3 % vom Einkaufswert bei den verschreibungspflichtigen Arzneimitteln im dominierenden GKV-Bereich – diese Rechnungen noch wesentlich weiter in eine negative Richtung verschieben könnten, weil in vielen Heimen höherpreisige Medikamente sowie unrentable Hilfsmittel dominieren.

7.4 Optimierungspotentiale

Neben der Verordnungsstruktur, die zu einem guten Teil fremdbestimmt ist, sind die zwei Erfolgsgeheimnisse

- die Auslastung und
- die Parallelisierung von Prozessen.

Warum erwirtschaftet zum Beispiel eine Firma Aldi Spitzenrenditen in einem hart umkämpften Markt, in dem die meisten Wettbewerber auf plus/minus Null herauskommen? Das eingeschränkte Sortiment an „Schnelldrehern" ist nur eine Seite. Eine weitere ist die Auslastung, die in den Filialen durchwegs sehr gut liegt – dank einer sehr hohen, abgeforderten Leistung des Personals, welches aber dafür auch eine recht ordentliche Bezahlung erhält! Und zudem sind die Prozesse bestens durchstrukturiert (bei Aldi räumt z.B. niemand einzelne Flaschen oder Dosen ein; es wird mindestens lagen-, meist palettenweise an den Ort des Verkaufs geliefert).

Nichts ist schlimmer, als wenn Personal unausgelastet „Däumchen dreht". Dies kann sich auf den ersten Blick verstecken, wenn geschäftig gewerkelt, verpackt und am Computer gearbeitet wird. Von außen betrachtet ist die Welt dann noch in Ordnung. Unter dem Strich werden jedoch häufig Scheinarbeiten, unrentable Tätigkeiten, manches gar doppelt und dreifach erledigt. Nicht selten werden Vorgänge einfach ungeschickt und umständlich erledigt, oder schlicht zu langsam, die Mitarbeiter „halten sich an der Arbeit fest". Eine Analyse der Arbeitsvorgänge und ihre Beurteilung auf Sinnhaftigkeit ist der erste Schritt zur Besserung. Ergeben sich danach nachhaltige Auslastungen von unter 90 % der regulären Zeit, sollte dies unbedingt Anlass zu Anpassungsmaßnahmen sein; der wirtschaftliche Grat, auf dem eine Apotheke heute betrieben werden muss, ist einfach zu schmal.

Im Falle der Heimbelieferung hat das noch weitere Konsequenzen. Kleinere Heime, womöglich sogar nur wenige Monate oder gar Wochen im Jahr beliefert und mit Umsätzen meist sehr deutlich unter 100 000 € p.a., müssen nebenbei „mitlaufen". Hierfür kann kein eigenes Personal vorgehalten werden. Ggf. mittels Überstunden oder allenfalls einer zusätzlichen Aushilfskraft lassen sich solche Belastungsspitzen abfedern. Anders sieht es aus, wenn die Heimbelieferung ein regelrechtes Standbein der Apotheke ist, mit Umsätzen im deutlich sechsstelligen Bereich, in Ausnahmefällen auch darüber hinausgehend. Hier ist zu überlegen, Kräfte nur oder doch überwiegend für den Heimbereich dauerhaft zu rekrutieren. Was die Kostenrechnung zwar vereinfacht, aber gerade den Punkt Auslastung und Prozessoptimierung in den Vordergrund rücken lässt. Im Grunde haben Sie das als eine „Geschäftseinheit" (oder neudeutsch business unit) zu betrachten, die eigenständig mindestens kostendeckend arbeiten muss und demzufolge intern nach einer eigenständigen Erfassung aller zugehörigen Geschäftsvorgänge verlangt. Häufig besteht der Gewinn nur darin, z.B. eine PTA finanziert zu haben, die dann wenigstens für Spitzenzeiten im HV-Bereich aushelfen kann oder auch mal für sonstige Sonderaufgaben der Apotheke abseits der Heimversorgung parat steht.

Die Parallelisierung (und damit auch Optimierung) von Prozessen heißt in der Praxis, dass manche Leistung parallel und nebenher laufen bzw. zu größeren, effektiver bearbeitbaren Blöcken zusammengefasst werden kann. Man denke nur daran, dass die Auslieferung mit den anderen Botendiensten der Apotheke abgestimmt werden kann, im Rahmen der üblichen Begehungen die Kontrolle der Arzneimittel nebenbei erfolgt, oder die Warenanlieferung auf eine Hauptlieferung über Nacht und eine kleinere über Tag für die Nachlieferungen und wichtigen Ersatzbestellungen konzentriert wird. Schaut man sich Arbeitsvorgänge an, so stellt man oft fest, dass Dinge mehrfach in die Hand genommen und wieder weggelegt werden. Genauso könnte man den Arbeitsprozess aber auch beim ersten Anlauf gleich zu Ende bringen.

7.5 Strategische Überlegungen

Abseits der reinen Kosten-Nutzen-Überlegungen gibt es auch einige strategische und grundsätzliche Überlegungen, die in eine Entscheidungsfindung für oder gegen eine Heimbelieferung einfließen können.

Altenheime beziehen vorderhand ihren wirtschaftlichen Charme daraus, dass der Arzneimittelbedarf mit steigendem Lebensalter ganz erheblich steigt; im Vergleich zu jungen Jahren kann von einer Vervielfachung auf das Fünf- oder Sechsfache gesprochen werden, gegenüber dem Durchschnitt aller Versicherten immer noch von mehr als einer Verdoppelung (siehe Abb. 7.2). Präzise Daten liegen wiederum für den GKV-Bereich vor. Der Anteil an Privatverordnungen und, noch wichtiger, der Privatkäufe, ist wesentlich schwerer einzuschätzen. Und da zeigt sich, dass Altenheim nicht gleich Altenheim ist. Zum einen ist unter Rentabilitätsgesichtspunkten natürlich die Bewoh-

Die Belieferung von Altenheimen aus wirtschaftlicher Sicht

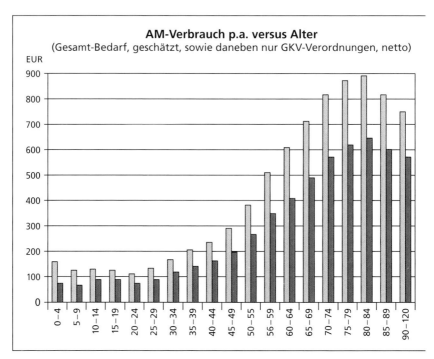

Abb. 7.2: **Der Verbrauch an Arzneimitteln und apothekenüblichen Gesundheitsprodukten steigt mit zunehmendem Alter sehr stark an.** Beachtenswert sind die Abweichungen der Jüngeren nach unten sowie dafür der Älteren nach oben vom Durchschnittswert von etwa 250 € (GKV-Verordnungen) bzw. knapp 350 € (Gesamtumsatz pro Kopf und Jahr in der Apotheke). Männer und Frauen sind hier nicht separat aufgeführt, doch liegen Frauen jüngeren und mittleren Alters spürbar (etwa 20 % bis 30 %) über dem Bedarf von Männern; im Alter nähern sich diese Werte jedoch wieder stark an. Die Daten sind Netto-Werte ohne MwSt. und ggf. nach Kassenabschlag. Die linken, höheren Balken stehen für den (z.T. geschätzten) Gesamt-Arzneimittel- und Medizinproduktebedarf im Apothekenbereich einschließlich Privatverordnungen und OTC-Verkauf. Rechts davon, dunkler, nur die GKV-Verordnungen (nach Daten der AOK sowie eigenen Recherchen, für 2001).

nerzahl relevant, daneben das Anspruchsniveau (überwiegend Sozialfälle, durchschnittlich, Stift bzw. Augustinum für solvente Privatklientel?). Schon aus der räumlichen Lage, der Ausstattung und dem Erscheinungsbild lassen sich ganz gute Schlüsse ziehen. Was eher übersehen wird: Die Mobilität der Bewohner ist für die Apotheke von hoher Relevanz. Sind nämlich die Senioren im benachbarten Heim überwiegend noch einigermaßen zu Fuß, ist mit lebhaften Besuchen, eigenständigen Rezepteinlösungen und natürlich dem einen oder anderen Zusatzverkauf zu rechnen – sofern die Entfernungen das zulassen. Bei solventen Bewohnern kann dieser Privatumsatz im Einzelfall ganz beachtliche Dimensionen annehmen und weit über den ansonsten pro Kopf der Bevölkerung angesetzten Durchschnittswert von etwa 50 bis 70 € p.a. je nach Region hinausgehen. Einzelverkäufe jenseits der 100 €-Grenze sind gar nicht so selten, und dieser Trend dürfte sich vorerst noch beschleunigen. Entgegen vieler Vorurteile steigt das Einkommen der Rentner und Pensionäre seit vielen Jahren relativ stärker als z.B. von jungen Familien, und zwar nicht wegen der gesetzlichen Rente, sondern aufgrund von Zusatz- und Betriebsrenten, Kapitaleinnahmen oder Mieteinkünften. Mehr und mehr „aktive Senioren", beispielsweise ehemalige Führungs- und Fachkräfte, die bisher in verantwortungsvollen Positionen tätig waren, setzen sich noch nicht völlig zur Ruhe und beziehen Nebeneinkünfte aus Veröffentlichungen, Patenten, Beratungen u.a.m. Diese Kunden sind anspruchsvoll und heute ganz gut informiert, aber eben auch dankbar und für Vieles aktivierbar. Tritt hingegen erst einmal völlige Pflegebedürftigkeit ein, geht dieser lukrative Zusatz-Privatumsatz gegen Null. Die Fremdbestimmung steigt. Durch persönliche Besuche auf Station – was mit den Pflegekräften auf individuelle Weise einvernehmlich zu regeln ist – kann vielleicht der eine oder andere Kontakt fortgesetzt werden, sofern das der geistige Zustand und die Interessenlage der Patienten noch zulassen. Zwar verbraucht ein Mensch heute rund 80 % seiner Gesamt-Gesundheitsleistungen erst in seinem letzten halben Lebensjahr – die Kosten steigen dann exorbitant, erst recht in Relation zum eigentlich erreichten Ergebnis – doch ist dies weitestgehend fremdbestimmt und liegt statistisch in 90 % der Fälle im inzwischen wirtschaftlich arg beschnittenen GKV-Bereich.

Das überhaupt zur Disposition stehende, standortwirksame Potential lässt sich wie folgt abschätzen:

Umsatz p.a. = Bewohnerzahl × Pro-Kopf-Umsatz ÷ Zahl der beteiligten Apotheken

Fallstricke sind die Ansätze für den Pro-Kopf-Umsatz (hier sind die erwähnten Faktoren wie Altersstruktur, Pflegedürftigkeit, Privatumsätze usw. einzubeziehen, ein erster, vorsichtiger Richtwert sind etwa 500 bis 750 € p.a. netto), aber auch die gleichmäßige (!) Aufteilung auf die beteiligten Apotheken. Eine stockwerksweise Aufteilung kann z.B. dazu führen, dass die rentablen Diabetiker, gruppiert untergebracht, Ihnen völlig entgehen. Eine Gesamtbelieferung turnusweise ist von daher risikoloser, wenngleich personell wegen der Spitzenbelastungen schlechter zu handhaben und aus Qualitätsgesichtspunkten ungünstiger zu beurteilen. Die Genehmigungsfähigkeit ist somit möglicherweise nicht gegeben. Und nicht zu vergessen: Umsätze sind das eine, Erträge das andere. Wie anfangs erwähnt, ist die Renditesituation gerade bei hochpreisigen Arzneimitteln und noch mehr bei vielen Hilfsmitteln kritisch, insbesondere im GKV-Bereich.

Wegen der vielen Unwägbarkeiten und vor dem Hintergrund, dass die meisten Heime nicht allzu groß sind (unter 100 Bewohnern), ist bei einer Potentialabschätzung nur zu raten, solche Heimumsätze als Sicherheitsreserve anzusetzen und nicht von vornherein mit Maximalsätzen fest auf lange Zeit einzurechnen. Zumal die inzwischen verbindlichen Lieferverträge nicht für die Ewigkeit gelten und jederzeit auf Wunsch des Heimträgers andere Lieferapotheken mit eingebunden werden können.

Die Belieferung von Altenheimen aus wirtschaftlicher Sicht

Einige, vielleicht auf den ersten Blick weniger ersichtliche, positive Aspekte sollen ebenfalls nicht unerwähnt bleiben:

- Aufbau und Verstärkung eines „Networking". Die Altenheimbelieferung, insbesondere wenn die pharmazeutische Betreuung geschickt und diplomatisch ohne Rechthaberei angegangen wird, kann Sie den versorgenden Ärzten und Pflegekräften erheblich näher bringen. Der Weg z.B. zu ambulanten Pflegediensten oder auch manchen Selbsthilfegruppen ist dann nicht mehr weit, dergleichen werden Sie von den Ärzten besser wahr- und ernstgenommen. Das sollte nicht ohne positive Folgen für den ambulanten Bereich bleiben.
- Eine gute Betreuung der Heiminsassen zieht durchaus Kreise. So können Sie sich z.B. das Angehörigen-Potential für Ihre Apotheke wesentlich leichter erschließen, Mailings zielgerichtet aufbauen (einen Aufhänger haben Sie ja stets in Form des Heimbewohners), sich also noch besser positionieren.
- Eine effiziente Heimbelieferung, zumal wenn es um große Einheiten geht, zwingt zu effektiver, strukturierter Arbeitsweise. Der übrige Apothekenbetrieb kann von diesem qualitäts- und prozessorientierten Ansatz profitieren.

Ein Blick in die Zukunft soll auch nicht fehlen. Die finanzielle Schieflage der Sozialkassen ist unübersehbar, und allen Gesundheitsreformen zum Trotz ist eine nachhaltige Wende nicht zu erwarten. Dazu kippt einfach das demografische Gleichgewicht zu sehr, und zwar in zweierlei Hinsicht. Der steigenden Anzahl älterer Einwohner steht nämlich eine schwindende Erwerbsbasis gegenüber. Weniger als 20 % der Patienten bewirken 80 % der Kosten, dieses Verhältnis dürfte sich noch verschärfen. Zuwanderungen, wie sie derzeit praktiziert werden, bewirken bisher keine Steigerung der Ertragsbasis, im Gegenteil. Inzwischen setzt sogar eher eine Abwanderungstendenz der Höchstqualifizierten ein. Diese Probleme und politischen Versäumnisse sind allseits bekannt und dürften sich nicht auf einen Schlag lösen lassen. Die Konsequenz ist, dass weiter gewurschtelt, getrickst und gespart werden dürfte. Speziell für die Apotheken wird die Salamitaktik, immer wieder hier und da die Rentabilität zu kappen (siehe die stets „weiterentwickelten" Lieferverträge mit den Krankenkassen), weitergehen. Die Krankenkassen haben letztlich auch keine andere Wahl, als bei den teuren, meist chronisch Kranken die Daumenschrauben anzusetzen. Erst bei der Rentabilität der „Leistungserbringer" (gekürzte Spannen), schließlich verstärkt durch echte Leistungseinschränkungen (= Umsatzeinbußen). Deshalb ist jeder Interessent für eine längerfristige (!) Heimversorgung, zumal wenn damit größere Investitionen und organisatorische Umgestaltungen verbunden sind, gut beraten, wenn er mit erheblichen Sicherheitspolstern vorderhand bei der erzielbaren Handelsspanne und langfristig auch dem Umsatz rechnet. Das wirtschaftliche Abhängigkeitspotential, welches sich ansonsten aufbauen kann, ist nicht zu unterschätzen, vor allem, wenn andere Bereiche wie das Erscheinungsbild, die Beratungsqualität in der Offizin und das Marketing vernachlässigt wurden. Die Alternative besteht darin, sich nicht zu langfristig zu binden und vor allem nicht mit großen Vorleistungen ins Obligo zu gehen, stattdessen den „Straßenumsatz" (sprich OTC-Geschäft) weiter zu forcieren und für eine marktgerechte, attraktive Erscheinung der Apotheke zu sorgen. Dann ist die Heimbelieferung u.U. ein ganz gutes Zusatzgeschäft, auf welches sich notfalls aber auch verzichten lässt.

7.6 Fazit

Es kann, summarisch betrachtet, sogar Sinn machen, sich aus einer Altenheimbelieferung „auszuklinken" oder erst gar nicht in die Angebots- und Bewerbungsphase einzutreten! Die Entscheidung dafür oder dagegen erfordert jedoch eine gründliche Vorab-Analyse der Situation. Eine solche, nüchterne Analyse und das Finden des eigenen Weges in Form eines stimmigen Betriebskonzeptes sind die erfolgversprechenderen Rezepte als der Kampf gegen die Konkurrenzapotheke um jeden Preis. Überlegen Sie dabei immer, wie Sie Ihre Ressourcen optimal einsetzen – Personal, welches mit umfangreichen Verwaltungs- und Dokumentationsarbeiten befasst ist, kann in dieser Zeit eben keine Sonderaktionen und Handzettel kreieren oder am HV-Tisch möglicherweise rentablere Umsätze machen. Dies ist im Grunde die Kernfrage: Was mache ich alternativ, wenn ich nicht beliefere? Und komme ich dabei besser heraus?

Doch wenn Sie sich engagieren, dann tun Sie es mit ganzem Herzen – im Sinne der häufig hilflosen und vereinsamten Patienten, die für jeden Zuspruch in der nicht selten recht tristen Heimumgebung dankbar sind. Dieser menschliche Aspekt ist im übrigen keinesfalls zu vernachlässigen. Wer die Heimbelieferung wirklich ernst nimmt und weniger die Belieferung als die umfassende, pharmazeutische Versorgung sieht, hat sich mit einer Reihe menschlicher Schicksale, mit Alter, Siechtum und Tod auseinanderzusetzen. Alte, pflegebedürftige Menschen am Ende ihres Leben brauchen eine besondere Form der Aufmerksamkeit und Ansprache, der jedoch nicht jeder auf Dauer gewachsen ist.

8 Rechtliche Grundlagen

8.1 Gesetzeswortlaut

§ 12 a ApoG

(1) Der Inhaber einer Erlaubnis zum Betrieb einer öffentlichen Apotheke ist verpflichtet, zur Versorgung von Bewohnern von Heimen im Sinne des § 1 des Heimgesetzes mit Arzneimitteln und apothekenpflichtigen Medizinprodukten mit dem Träger der Heime einen schriftlichen Vertrag zu schließen. Der Vertrag bedarf zu seiner Rechtswirksamkeit der Genehmigung der zuständigen Behörde. Die Genehmigung ist zu erteilen, wenn

1. die öffentliche Apotheke und die zu versorgenden Heime innerhalb desselben Kreises oder derselben kreisfreien Stadt oder in einander benachbarten Kreisen oder kreisfreien Städten liegen,
2. die ordnungsgemäße Arzneimittelversorgung gewährleistet ist, insbesondere Art und Umfang der Versorgung, das Zutrittsrecht zum Heim sowie die Pflichten zur Überprüfung der ordnungsgemäßen, bewohnerbezogenen Aufbewahrung der von ihm gelieferten Produkte durch pharmazeutisches Personal der Apotheke sowie die Dokumentation dieser Versorgung vertraglich festgelegt sind,
3. die Pflichten des Apothekers zur Information und Beratung von Heimbewohnern und des für die Verabreichung oder Anwendung der gelieferten Produkte Verantwortlichen festgelegt sind, soweit eine Information und Beratung zur Sicherheit der Heimbewohner oder der Beschäftigten des Heimes erforderlich sind,
4. der Vertrag die freie Apothekenwahl von Heimbewohnern nicht einschränkt und
5. der Vertrag keine Ausschließlichkeitsbindung zugunsten einer Apotheke enthält und die Zuständigkeitsbereiche mehrerer an der Versorgung beteiligter Apotheker klar abgrenzt.

Nachträgliche Änderungen oder Ergänzungen des Vertrages sind der zuständigen Behörde unverzüglich anzuzeigen.

(2) Die Versorgung ist vor Aufnahme der Tätigkeit der zuständigen Behörde anzuzeigen.

(3) Soweit Bewohner von Heimen sich selbst mit Arzneimitteln und apothekenpflichtigen Medizinprodukten aus öffentlichen Apotheken versorgen, bedarf es keines Vertrages nach Absatz 1.

§ 11 HeimG – Anforderungen an den Betrieb eines Heimes

(1) Ein Heim darf nur betrieben werden, wenn der Träger und die Leitung

1. die Würde sowie die Interessen und Bedürfnisse der Bewohnerinnen und Bewohner vor Beeinträchtigungen schützen,
2. die Selbständigkeit, die Selbstbestimmung und die Selbstverantwortung der Bewohnerinnen und Bewohner wahren und fördern, insbesondere bei behinderten Menschen die sozialpädagogische Betreuung und heilpädagogische Förderung sowie bei Pflegebedürftigen eine humane und aktivierende Pflege unter Achtung der Menschenwürde gewährleisten,
3. eine angemessene Qualität der Betreuung der Bewohnerinnen und Bewohner, auch soweit sie pflegebedürftig sind, in dem Heim selbst oder in angemessener anderer Weise einschließlich der Pflege nach dem allgemein anerkannten Stand medizinisch-pflegerischer Erkenntnisse sowie die ärztliche und gesundheitliche Betreuung sichern,
4. die Eingliederung behinderter Menschen fördern,
5. den Bewohnerinnen und Bewohnern eine nach Art und Umfang ihrer Betreuungsbedürftigkeit angemessene Lebensgestaltung ermöglichen und die erforderlichen Hilfen gewähren,
6. die hauswirtschaftliche Versorgung sowie eine angemessene Qualität des Wohnens erbringen,
7. sicherstellen, dass für pflegebedürftige Bewohnerinnen und Bewohner Pflegeplanungen aufgestellt und deren Umsetzung aufgezeichnet werden,
8. gewährleisten, dass in Einrichtungen der Behindertenhilfe für die Bewohnerinnen und Bewohner Förder- und Hilfspläne aufgestellt und deren Umsetzung aufgezeichnet werden,
9. einen ausreichenden Schutz der Bewohnerinnen und Bewohner vor Infektionen gewährleisten und sicherstellen, dass von den Beschäftigten die für ihren Aufgabenbereich einschlägigen Anforderungen der Hygiene eingehalten werden und
10. sicherstellen, dass die Arzneimittel bewohnerbezogen und ordnungsgemäß aufbewahrt und die in der Pflege tätigen Mitarbeiterinnen und Mitarbeiter mindestens einmal im Jahr über den sachgerechten Umgang mit Arzneimitteln beraten werden.

(2) Ein Heim darf nur betrieben werden, wenn der Träger

1. die notwendige Zuverlässigkeit, insbesondere die wirtschaftliche Leistungsfähigkeit zum Betrieb des Heims, besitzt,
2. sicherstellt, das die Zahl der Beschäftigten und ihre persönliche und fachliche Eignung für die von ihnen zu leistende Tätigkeit ausreicht und
3. angemessene Entgelte verlangt und ein Qualitätsmanagement betreibt.

(3) Ein Heim darf nur betrieben werden, wenn

1. die Einhaltung der in den Rechtsverordnungen nach § 3 enthaltenen Regelungen gewährleistet ist,
2. die vertraglichen Leistungen erbracht werden und
3. die Einhaltung der nach § 14 Absatz 7 erlassenen Vorschriften gewährleistet ist.

(4) Bestehen Zweifel daran, dass die Anforderungen an den Betrieb eines Heims erfüllt sind, ist die zuständige Behörde berechtigt und verpflichtet, die notwendigen Maßnahmen zur Aufklärung zu ergreifen.

8.2 Kommentar zu § 12 a ApoG

8.2.1 Allgemeines

Zweck

Nach dem Inkrafttreten des Änderungsgesetzes zum Apothekengesetz am 28.08.2003 ist die Heimversorgung durch öffentliche Apotheken neu geregelt. Damit hat der Gesetzgeber nunmehr die gesetzliche Verpflichtung geschaffen, eine vertragliche Regelung zwischen Heimträgern und öffentlichen Apotheken für eine verbesserte Arzneimittelversorgung zu treffen. Er ist damit dem Bedürfnis gefolgt, die qualitativ und ökonomisch mangelhafte Arzneimittelversorgung der Heimbewohner zu verbessern und die bisher herrschenden Missstände zu beseitigen.

Vertragsparteien

Vertragspartner können nur eine öffentliche Apotheke und ein Heim sein, die innerhalb desselben Kreises oder derselben kreisfreien Stadt oder in einander benachbarten Kreisen oder kreisfreien Städten liegen. Es ist daher möglich, dass Apotheken Heime über 100 km hinweg versorgen; allerdings würde die Versorgung wohl eher einer reinen Arzneimittelbelieferung gleichkommen, weil eine qualifizierte Versorgungsleistung über die Entfernung hinweg nur schwer zu erbringen ist. In der Praxis wird die Versorgung daher wohl eher heimnah erfolgen.

Nur eine öffentliche (Voll-)Apotheke kann einen Versorgungsvertrag im Sinne des § 12 a Apothekengesetz mit einem Heim treffen. Ein Vertrag zur Versorgung von Bewohnern von Heimen mit einer Krankenhausapotheke ist demnach ausgeschlossen. Eine Apotheke ist eine öffentliche Apotheke, wenn sie dem Publikum offen steht; durch dieses Merkmal unterscheidet sie sich von der Krankenhausapotheke und von der Bundeswehrapotheke. Von einer Vollapotheke spricht man, wenn eine öffentliche Apotheke hinsichtlich der Betriebsräume und Einrichtungen alle Anforderungen der Betriebsordnung erfüllt und daher voll leistungsfähig ist. Öffentliche

Vollapotheke ist somit die der Allgemeinheit zugängliche voll leistungsfähige Apotheke. Sie stellt den Normaltyp der Apotheke dar (Schiedemeyer/Pohl, Gesetzeskunde für Apotheker, 14. Auflage, S. 53).

Vertragspartner des Versorgungsvertrages ist nach § 12 a Abs. 1 S. 1 Apothekengesetz der Inhaber einer Erlaubnis zum Betrieb einer öffentlichen Apotheke. Dabei handelt es sich um eine Erlaubnis nach § 1 Abs. 2 Apothekengesetz. Die Betriebserlaubnis ist eine öffentlich-rechtliche höchstpersönliche Ermächtigung zur Leitung einer bestimmten Apotheke. Die Betriebserlaubnis ist personengebunden, d.h. sie kann nur von einem bestimmten Apotheker erteilt werden und ist an seine Person gebunden. Sie kann daher nicht an einen anderen Apotheker abgetreten, verkauft oder sonstwie übertragen werden und ist auch nicht vererblich. Ferner ist die Erlaubnis betriebsgebunden, d.h. sie gilt für eine ganz bestimmte Apotheke. Aus diesem Grunde werden die Betriebsräume in der Erlaubnisurkunde ausdrücklich bezeichnet. Die Betriebserlaubnis wird erteilt, wenn der antragstellende Apotheker folgende Voraussetzungen erfüllt:

1. Deutsche Staatsangehöriger oder EG-Angehöriger
2. Volle Geschäftsfähigkeit
3. Approbation als Apotheker
4. Zuverlässigkeit für den Betrieb einer Apotheke
5. Eidesstattliche Versicherung
6. Verfügung über die Betriebsräume
7. Körperliche Leistungskraft
8. Schriftliche Verpflichtung, jede Eröffnung einer weiteren Apotheke in einem Mitgliedsstaat der EG der für die Erteilung der Erlaubnis zuständigen Behörde anzuzeigen.

Vertragspartner eines Versorgungsvertrages sind Heime im Sinne des § 1 HeimG. Danach sind Heime Einrichtungen, die zum Zwecke der Unterbringung alter Menschen sowie pflegebedürftiger oder behinderter Volljähriger entgeltlich betrieben werden und in ihrem Bestand von Wechsel und Zahl ihrer Bewohner unabhängig sind. Die Unterbringung umfasst neben der Überlassung der Unterkunft die Gewährung oder Vorhaltung von Verpflegung und Betreuung. Eine nur vorübergehende Aufnahme ist insoweit nicht ausreichend. Insbesondere fallen unter § 1 des Heimgesetzes Altenheime, Altenwohnheime, Pflegeheime und Behindertenheime, da sie alte Menschen sowie pflegebedürftige oder behinderte Volljährige langfristig aufnehmen und betreuen. Zu den Heimen i. S. des Gesetzes zählen daher nicht Ferien- oder Kurheime und alle Einrichtungen, in denen der Aufenthalt nur vorübergehend ist. Als vorübergehend definiert § 1 Abs. 1 a S. 2 Heimaufenthalte von jeweils bis zu 4 Wochen. Diese strikte Zeitbestimmung ist notwendig, um ein akzeptables Abgrenzungskriterium zu schaffen. Nicht von § 1 des Heimgesetzes erfasst sind Krankenhäuser, Tageseinrichtungen oder Einrichtungen der beruflichen Rehabilitation. Der Abschluss eines Versorgungsvertrages ist ebenfalls ausgeschlossen bei Formen des betreuten Wohnens, bei denen der Vermieter lediglich allgemeine Betreuungsdienste (z.B. Notrufdienste) anbietet.

Form

§ 12 a Apothekengesetz schreibt die gesetzliche Schriftform ausdrücklich vor. Die gesetzliche Schriftform ist in § 126 BGB geregelt. Der Vertrag muss demnach schriftlich abgefasst sein, gleichgültig ob er mit der Hand, Maschine oder PC geschrieben, gedruckt oder vervielfältigt wird, wobei die Vertragspartner die Urkunde eigenhändig unterzeichnen und die Unterschriften den Vertragstext räumlich abschließen müssen. Die schriftliche Form kann durch die elektronische Form ersetzt werden. Die Voraussetzungen, die für die elektronische Form zu erfüllen sind, regelt § 126 a BGB. Ferner kann die Schriftform durch notarielle Beurkundung ersetzt werden. Sofern ein Formmangel vorliegt, ist der gesamte Vertrag gemäß § 125 BGB nichtig.

Genehmigung durch die zuständige Behörde

Gem. § 12 a Abs. 1 Satz 2 Apothekengesetz bedarf der Vertrag zu seiner Rechtswirksamkeit der Genehmigung der zuständigen Behörde. Zivilrechtlich heißt das, dass der Vertrag bis zum Zeitpunkt der rechtswirksamen Erteilung dieser Genehmigung schwebend unwirksam ist. Dies bedeutet, dass das Rechtsgeschäft zunächst unwirksam ist, es aber noch wirksam werden kann, wenn das fehlende Wirksamkeitserfordernis, sprich die Genehmigungserteilung, nachgeholt wird. Nach Vornahme des Vertragsabschluss besteht also zunächst ein Schwebezustand, während dessen der Vertrag noch wirkungslos ist. Es besteht aber schon eine Verpflichtung zur gegenseitigen Rücksicht. Die Parteien sind zum Beispiel verpflichtet, alles erforderliche zu tun, um die behördliche Genehmigung herbeizuführen. Wenn das fehlende Erfordernis nachgeholt wird, also die Behörde die Genehmigung erteilt, und diese dem Apotheker schriftlich zugegangen ist, wird der Vertrag rückwirkend von Anfang an wirksam.

Unabhängig von dem Zeitpunkt, in dem der Versorgungsvertrag der Behörde zur Genehmigung zugeleitet und die Genehmigung erteilt wird, kann diese von Rechts wegen frühestens mit Wirkung zum Zeitpunkt des Inkrafttretens des Gesetzes, das heißt zum 28. August 2003, erteilt werden.

Weil den Behörden eine große Zahl zu genehmigender Versorgungsverträgen zugehen wird, ist es im Interesse der Beteiligten, die Verträge so früh wie möglich der Behörde zuzuleiten.

8.2.2 Voraussetzungen für die Genehmigungserteilung

§ 12 a Apothekengesetz gibt die einzelnen Voraussetzungen vor, nach denen die Genehmigung von der zuständigen Behörde zu erteilen ist. Es handelt sich insoweit um eine so genannte „Ist"-Vorschrift, d. h. die Behörde ist verpflichtet, die Genehmigung zu erteilen, sofern der Versorgungsvertrag die vorgeschriebenen Voraussetzungen erfüllt. Der Behörde obliegt somit kein eigenes Ermessen im Hinblick auf die Genehmigungserteilung. Sie hat den Vertrag ausschließlich daraufhin zu überprüfen, ob er den gesetzlichen Voraussetzungen des § 12 a Abs. 1 ApoG entspricht und nicht gegen weitere Vorschriften, insbesondere solche des Apotheken- und Arzneimittelrechts, verstößt.

8.2.3 Gewährleistung der ordnungsgemäßen Arzneimittelversorgung

Im Rahmen des Versorgungsvertrages gemäß § 12 a Apothekengesetz kommt der ordnungsgemäßen Arzneimittelversorgung der Heimbewohner zentrale Bedeutung zu. Der Gesetzgeber hat im Wesentlichen offen gelassen, was im Einzelnen Gegenstand der Arzneimittelversorgung sein kann und dies der zwischen den Vertragspartnern zu erfolgenden Vertragsverhandlung vorbehalten. Lediglich nachfolgend aufgeführte Eckpunkte, die der Gesetzgeber vertraglich festgelegt wissen will, sind ausdrücklich unter § 12 a Abs. 1 Nr. 2 aufgeführt worden.

Art und Umfang der Versorgung

Die Art und der Umfang der Versorgung sind vertraglich festzuhalten, wobei es den Parteien vorbehalten bleibt, den Vertragsgegenstand insoweit näher zu definieren. Im Vordergrund steht die Lieferung von Arzneimitteln und apothekenpflichtigen Medizinprodukten. Diesbezüglich ist darauf hinzuweisen, dass unter rechtlichen Gesichtspunkten eine Belieferung des Heimes nur vor dem Hintergrund erfolgen kann, dass das Heim bzw. das dortige Pflegepersonal von den einzelnen Heimbewohnern zur Entgegennahme der jeweiligen Arzneimittel beauftragt worden ist. Der Gesetzgeber spricht in § 12 a Abs. 1 ApoG ausdrücklich von durch den Apotheker „gelieferten" Produkten. Der Begriff „Lieferung" ist in diesem Kontext allerdings nicht als Versendung zu verstehen, denn gem. § 17 Apothekenbetriebsordnung (ApBetrO) und § 43 Arzneimittelgesetz (AMG) besteht ein grundsätzliches Versandverbot. Damit soll in erster Linie sichergestellt werden, dass dem Endverbraucher beim Kauf eines Arzneimittels die Möglichkeit einer persönlichen qualifizierten Beratung durch den Apotheker zur Verfügung steht. Beim Versand von Arzneimitteln aus Apotheken kann der Schutz der menschlichen Gesundheit nicht ebenso gewährleistet werden, wie bei der Übergabe des Arzneimittels in dem Apothekenbetriebsraum.

Eine Arzneimittelversorgung des Heimes im Wege des Versandes ist daher verboten. Damit der Apotheker seiner Informations- und Beratungspflicht nachkommen kann, ist ein „Abgeben", wie es in § 14 Abs. 4 Satz 2 ApoG ausdrücklich vorgeschrieben ist, erforderlich. Das bedeutet, dass der Apotheker selbst oder sein Personal als Bote die Arzneimittel direkt an das Pflegeheim liefern müssen, dort also persönlich abgeben müssen. In welchen zeitlichen Abständen die Lieferung zu erfolgen hat und wie die Bestell- und Liefermodalitäten sich im Einzelnen gestalten, kann von den Vertragspartnern ausgehandelt werden, wobei die wesentlichen Punkte möglichst vertraglich festgelegt werden sollten, um den Gesetzesvorgaben zu genügen. Sofern die Versorgung neben der Lieferung von Arzneimitteln und apothekenpflichtigen Medizinprodukten weitere Verbrauchsartikel umfasst, so sollten diese vertraglich auch aufgeführt werden. Ferner sollte festgelegt werden, wann die Lieferung erfolgt und welche maßgeblichen Modalitäten zugrunde gelegt werden. So sollte z.B. vereinbart werden, dass der Inhalt der Lieferung auf einem Lieferschein zu deklarieren ist und die Medikamente bewohnerbezogen beschriftet und mit einem Lieferdatum zu versehen sind. Hinsichtlich einer entsprechenden Formulierung wird auf den im Kapitel 8.3 abgedruckten Mustervertrag verwiesen. Zu der Frage, wie die Bestell- und Lieferungsmodalitäten im Einzelnen aussehen können und wie die Versorgung praktisch umgesetzt werden kann, wird auf die Kapitel 2 und 3 verwiesen.

Zutrittsrecht zum Heim

Eine Regelung hinsichtlich des Zutrittsrechts zum Heim gehört zu dem vom Gesetzgeber zwingend vorgeschriebenen Vertragsinhalt. Nur bei Gewährung des Zutrittsrechts kann der Apotheker seiner Pflicht, die ordnungsgemäße, bewohnerbezogene Aufbewahrung der gelieferten Produkte zu überprüfen und sowohl die Heimbewohner als auch die Beschäftigten des Heims zu informieren und zu beraten, nachkommen. Das Zutrittsrecht erstreckt sich dabei auch auf die Mitarbeiter des Apothekers, die den Apotheker bei der Wahrnehmung seiner Versorgungsaufgabe unterstützen.

Pflicht zur Überprüfung der Arzneimittellagerung

Die Pflicht zur Überprüfung der ordnungsgemäßen, bewohnerbezogenen Aufbewahrung der vom Apotheker gelieferten Produkte gehört ebenfalls zum vorgeschriebenen Vertragsinhalt. Denn gerade die Überprüfung der vorhandenen Arzneimittelbestände stellt einen zentralen Punkt der Versorgungsaufgabe dar, um Missstände bei der Arzneimittelversorgung zu beseitigen und die medizinische Versorgung der Heimbewohner zu verbessern. Diese Überprüfung ist vergleichbar mit der Überprüfung der Arzneimittelvorräte auf den Stationen oder Teileinheiten eines Krankenhauses, zu denen der Krankenhausapotheker oder krankenhausversorgende Apotheker nach § 32 ApBetrO verpflichtet ist. Die Überprüfung gem. § 12 a Abs. 1 Nr. 2 ApoG muss nicht durch den Apotheker selbst bzw. einen von ihm beauftragten Apotheker erfolgen. Vielmehr genügt die Überprüfung durch das pharmazeutische Personal im Sinne des § 3 Abs. 3 ApBetrO. Zu berücksichtigen ist ferner, dass die Überprüfung der ordnungsgemäßen, bewohnerbezogenen Aufbewahrung sich nur auf die durch den Apotheker gelieferten Produkte erstreckt. Die Überprüfungspflicht bezieht sich auf die ordnungsgemäße, bewohnerbezogene Aufbewahrung der Arzneimittel, da das Heim von den einzelnen Heimbewohnern als Arzneimittelempfänger zur Entgegennahme und Aufbewahrung beauftragt worden ist (s.o.). Die ordnungsgemäße Aufbewahrung ist einer sachgerechten Lagerung gleichzusetzen. Der Gesetzgeber verlangt gemäß § 16 Apothekenbetriebsordnung diesbezüglich Folgendes:

- einen entsprechend hergerichteten Raum,
- eine nicht nachteilige Beeinflussung der Qualität,
- eine Anordnung, die Verwechslungen vermeidet und die in einem hygienischen Umfeld stattfindet.

Grundvoraussetzung ist die gesonderte Aufbewahrung, d.h. eine von anderen Gegenständen räumliche Trennung. Der Raum, in welchem die Medikamente aufbewahrt werden, muss vor dem Zugriff Unbefugter gesichert sein. Sofern die Medikamente in einem gesonderten Schrank im Stationszimmer gelagert werden, muss dieser Schrank abschließbar sein. Sollte der Betäubungsmittelteil im Medikamentenschrank integriert sein, hat er ein eigenes Schloss zu tragen. Um für eine nicht nachteilige Beeinflussung der Qualität Sorge zu tragen, sind vor allem die definierten Lagerungshinweise für Fertigarzneimittel, wie sie in der Bekanntmachung einer Empfehlung über Lagerungshinweise für Fertigarzneimittel von 1998 gegeben werden, zu beachten. Insbesondere müssen die angegebenen Temperaturbereiche eingehalten werden und es muss für die aseptische Entnahme gesorgt werden. Zudem ist das Anbruchsdatum bei Liquida zu vermerken und die Haltbarkeit von Rezepturen festzulegen. Arzneimittel, die verfallen sind oder deren einwandfreie Beschaffenheit aus anderen Gründen nicht gegeben ist, sind abzusondern, entsprechend zu kennzeichnen und die Heimleitung sowie die Beschäftigten des Heims zu unterrichten. Im Einzelnen wird hier verwiesen auf die Ausführungen in Kapitel 4.1. Die Überprüfungspflicht der bewohnerbezogenen Aufbewahrung erstreckt sich insbesondere darauf, dass die Arzneimittel für den Einzelnen so verwaltet werden, dass keine Verwechslungsgefahr mit den Arzneimittelbeständen anderer Heimbewohner besteht. Jedes Medikament sollte daher mit Bewohnernahmen sowie Station und/oder Zimmernummer versehen sein, sowie mit Datum und Verfallsdatum. Die Arzneimittel sind patientenbezogen zu lagern, d.h. sie sind personenbezogen für jeden Bewohner getrennt im eigenen Fach/Korb – mit Namen versehen – im Arzneimittelschrank (Raum) aufzubewahren. Die Medikamente sollten zudem im Originalkarton, der auch den Beipackzettel enthält, aufbewahrt werden. Der zeitliche Rahmen, in welchem die Kontrolle der Arzneimittelvorräte und der bewohnerbezogenen Aufbewahrung zu erfolgen hat, sollte vertraglich festgelegt werden, wobei die Überprüfung in Anlehnung an § 32 ApBetrO aber mindestens alle 6 Monate erfolgen sollte.

Dokumentation der Versorgung

§ 12 a Abs. 1 Nr. 2 verlangt, dass die Dokumentation der Versorgung vertraglich festgelegt sein muss. Der Apotheker muss sein Tätigwerden im Rahmen des Versorgungsvertrages durch schriftliches Protokoll dokumentieren. Aus diesem Grund sollte auch eine diesbezügliche Regelung in den Versorgungsvertrag mit aufgenommen werden, wobei die Einzelheiten insoweit einer Vereinbarung zwischen Apotheker und Heimträger vorbehalten bleiben. Sinnvoll ist z.B. diesbezüglich, dass eine vertragliche Verpflichtung dahingehend besteht, dass Zeitpunkt, Inhalt und Umfang jeder Lieferung bewohnerbezogen dokumentiert werden. Das Anlegen einer geeigneten Einzeldokumentation für jeden Bewohner erscheint für die Sicherung der bewohnerbezogenen Dokumentation notwendig. Insoweit kann auch die Anlage eines Pharmastammblattes vereinbart werden, auf dem über Jahre hinweg die bewohnerbezogene Arzneimittelversorgung dokumentiert wird. Die Dokumentation sollte dabei nach Möglichkeit alles umfassen, was mit der Arzneimittelabgabe an den jeweiligen Bewohner zusammenhängt und im Streitfall beweisbar ist. Eine mögliche praktische Umsetzung der Versorgungsdokumentation findet sich in Kapitel 4.2.

8.2.4 Informations- und Beratungspflicht

§ 12 a Abs. 1 S. 3 Nr. 3 Apothekengesetz bestimmt, dass zu den Pflichten eines Apothekers im Rahmen eines Versorgungsvertrages gehört, die Heimbewohner und die für die Verabreichung oder Anwendung der von ihm gelieferten Produkte Verantwortlichen zu beraten und zu informieren. Dabei kommt insbesondere der Beratung der Heimbewohner, des Pflegepersonals sowie der für die Bewohner des Heimes tätigen Ärzte über den sachgerechten Umgang mit Arzneimitteln und deren Anwendung besondere Bedeutung zu. Welche Aufgaben an den Apotheker im Hinblick auf seine Beratungs- und Informationspflicht im Einzelnen zukommen, ist Verhandlungssache der Vertragsparteien, sie sollten nach Möglichkeit jedoch im Vertrag klar umrissen werden (vgl. insoweit § 8 des abgedruckten Mustervertrages).

8.2.5 Freie Apothekenwahl

Die freie Apothekenwahl für den Kranken stellt einen Hauptgrundsatz des klassischen Apothekenrechts dar, der nunmehr auch in der Regelung des § 12 a Abs. 1 S. 3 Nr. 4 Apothekengesetz statuiert ist. Danach darf die freie Apothekenwahl durch den nach § 12 a Abs. 1 S. 1 zu schließenden Versorgungsvertrag nicht eingeschränkt werden. Erfüllt der Versorgungsvertrag u. a. diese Voraussetzung, hat die Behörde kein Ermessen und muss die zur Rechtswirksamkeit erforderliche Genehmigung erteilen. Aus diesem Grund ist es zweckmäßig, eine entsprechende Klausel explizit in den Versorgungsvertrag mit aufzunehmen.

8.2.6 Keine Ausschließlichkeitsbindung

Bei Versorgungsverträgen zwischen Krankenhaus und (Krankenhaus-)Apotheke verpflichtet sich das Krankenhaus grundsätzlich, die Versorgung ausschließlich mit Arzneimitteln durch die (Krankenhaus-)Apotheke durchführen zu lassen. Eine solche Regelung ist bei Krankenhausversorgungsverträgen auch durchaus sinnvoll, da sie den wirtschaftlichen Interessen beider Vertragspartner entspricht. Das Krankenhaus verpflichtet sich, die Arzneimittel ausschließlich bei dem vertragsschließenden Apotheker zu beziehen und aus diesem Grund kann dieser die Arzneimittel zu günstigeren Konditionen anbieten. Auf der anderen Seite wird der vertragsschließende Apotheker Preisnachlässe bei den zu liefernden Medikamenten nur gewähren, wenn gesichert ist, dass alle benötigten Arzneimittel allein über ihn bezogen werden, da sonst Preisnachlässe für ihn wirtschaftlich nicht rentabel sind. Gemäß § 1 Abs. 3 der Arzneimittelpreisverordnung sind Krankenhausapotheken sowie öffentliche Apotheken im Rahmen eines Krankenhausversorgungsvertrages im Sinne des § 14 Abs. 6 S. 2 nicht preisgebunden, so dass Nachlässe und Rabattgewährungen möglich sind. Demgegenüber schreibt § 12 a Abs. 1 Nr. 5 Apothekengesetz ausdrücklich vor, dass der Heimversorgungsvertrag keine Ausschließlichkeitsbindung zugunsten einer Apotheke enthalten darf. Dieses Verbot ist auf den Grundsatz der freien Apothekenwahl zurückzuführen, der hier uneingeschränkt Anwendung findet. Zudem besteht bei der Abgabe von Arzneimitteln an Heime keine Ausnahme von der Preisgebundenheit des § 1 Arzneimittelpreisverordnung. Hintergrund ist, dass bei Heimversorgungsverträgen nicht das Heim an sich als Verbraucher der Arzneimittel anzusehen ist, sondern dass Verbraucher i.S.d. Arzneimittelgesetzes die jeweiligen Heimbewohner sind. Eine Ausnahme von der gesetzlich vorgeschriebenen Preisgebundenheit ist daher auch nicht gerechtfertigt.

§ 12 a Abs. 1 Nr. 5 Apothekengesetz schreibt nicht nur vor, dass der Vertrag keine Ausschließlichkeitsbindung zugunsten einer Apotheke enthalten darf, sondern auch, dass die Zuständigkeitsbereiche mehrerer an der Versorgung beteiligter Apotheken klar abgegrenzt werden müssen. Damit hat der Gesetzgeber ausdrücklich die Möglichkeit zugelassen, die Heimversorgung durch mehrere Apotheken vorzunehmen. Sofern sich der Heimträger dazu entschließt, mehrere Apotheker an der Versorgung des Heimes zu beteiligen, muss deren Zuständigkeitsbereich ausdrücklich aufgezeigt werden. Insofern kann eine stationsbezogene Belieferung von mehreren öffentlichen Apotheken oder eine zeitlich befristete wechselseitige Belieferung ein sinnvolles Vorgehen sein. Hinsichtlich der Zuständigkeitsbereiche der jeweiligen Apotheke könnte daher im Vertrag wie folgt formuliert werden:

Bei stationsbezogener Belieferung von mehreren öffentlichen Apotheken: „Der Apotheker verpflichtet sich, die Stationen .... des Heimes mit Arzneimitteln und apothekenpflichtigen Medizinprodukten zu versorgen."

Bei zeitlich befristeter wechselseitiger Belieferung: „Der Apotheker verpflichtet sich, das Heim in den Zeiträumen von .... bis .... mit Arzneimitteln und apothekenpflichtigen Medizinprodukten zu versorgen."

8.2.7 Nachträgliche Vertragsänderungen

Nachträgliche Änderungen oder Ergänzungen des Vertrages sind der zuständigen Behörde unverzüglich anzuzeigen. Ebenso muss die Versorgung vor der Aufnahme der Tätigkeit angezeigt werden.

8.2.8 Selbstversorger

§ 12 a Abs. 3 Apothekengesetz erklärt, dass ein Versorgungsvertrag nicht erforderlich ist, soweit Bewohner von Heimen sich selbst mit Arzneimitteln und apothekenpflichtigen Medizinprodukten aus öffentlichen Apotheken versorgen. Damit soll noch einmal deutlich gemacht werden, dass eine Pflicht zum Abschluss eines Versorgungsvertrages nur dort besteht, wo die Bewohner von Heimen sich nicht selbst versorgen können und das Heim diese Aufgabe zentral und im Auftrag seiner Bewohner wahrnimmt. Wo die Bewohner sich selbst versorgen, besteht ein Bedürfnis nach einem Versorgungsvertrag nicht, da die ordnungsgemäße Arzneimittelversorgung durch die Gefahren einer zentralen Heimversorgung (z.B. Verwechslung der Medikamente, falsche Dosierung der zu gebenden Arzneimittel, versehentliche Nichtbeachtung von Verfallsdaten usw.) nicht beeinträchtigt wird.

8.3 Muster eines Versorgungsvertrags

Versorgungsvertrag
nach § 12 a des Apothekengesetzes i. d. F. v. 15. 10. 1980 (BGBl. I S. 1993) zuletzt geändert durch Art. 1 des Gesetzes vom 21.08.2002 (BGBl. I S. 3352)

Zwischen
....
als Träger des Heimes/ der Heime
....
– im Folgenden „Heim" genannt –
und
dem/der Apotheker/in
....
Inhaber der Erlaubnis zum Betrieb der öffentlichen Apotheke
....
in
....
– im folgenden „Apotheker" genannt –
wird folgender Versorgungsvertrag nach § 12 a des Apothekengesetzes *in der Fassung vom 15. Oktober 1980 (BGBl. I S. 1993) geschlossen:*

Präambel

Die Parteien schließen nachfolgenden Vertrag mit dem Ziel, für das Heim eine ausreichende und zweckmäßige Versorgung der Bewohner mit Arzneimitteln und apothekenpflichtigen Medizinprodukten sicherzustellen. Dabei sind die einschlägigen Gesetze, Verordnungen und behördlichen Erlasse, insbesondere jene über den Verkehr mit Arzneimitteln und über den Betrieb von Apotheken, einzuhalten. Soweit Bestimmungen dieses Vertrages aufgrund bestehender oder künftig in Kraft tretender Vorschriften geändert werden müssen, berührt dies die Rechtsgültigkeit und die Bestandskraft des Vertrages nicht. Die Vertragspartner sind in einem solchen Falle verpflichtet, eine Regelung zu treffen, die sowohl der Rechtslage als auch dem Zweck des Vertrages entspricht.

§ 1 Übertragung der Versorgungsaufgabe

(1) Der Apotheker verpflichtet sich, alle Heimbewohner, die das Heim entsprechend beauftragt haben, mit Arzneimitteln sowie apothekenpflichtigen Medizinprodukten zu versorgen. Auf Wunsch liefert er auch apothekenübliche Waren i.S. v. § 25 ApBetrO. Er erklärt sich ferner bereit, die Versorgung mit Verbandmitteln, medizinischen Verbrauchsartikeln, Bäderbedarf und Diätetika zu übernehmen.

Rechtliche Grundlagen

(2) Die Erfüllung der Versorgungsaufgabe umfasst neben der Belieferung mit Arzneimitteln und apothekenpflichtigen bzw. nichtapothekenpflichtigen Medizinprodukten durch den Apotheker Aufgaben der Beratung und Information, der Herstellung sowie der Überwachung der ordnungsgemäßen, bewohnerbezogenen Aufbewahrung der vom Apotheker gelieferten Produkte und die Dokumentation dieser Versorgung.

(3) Die zu versorgenden Stationen und eventuell anderen Teileinheiten des Heimes sowie dessen Gesamtbettenzahl ergeben sich aus Anlage 1 dieses Vertrages, die Bestandteil des Vertrages ist.

(4) Die freie Apothekenwahl der Heimbewohner wird durch diesen Vertrag nicht berührt. Eine sachwidrige Beeinflussung der Heimbewohner, die deren Recht auf eine freie Apothekenwahl in unzulässiger Weise beeinträchtigt, ist den Parteien untersagt. Insbesondere werden Verschreibungen von solchen Heimbewohnern dem Apotheker nicht zugeleitet, die ausdrücklich erklären, dass sie die Inanspruchnahme einer anderen Apotheke wünschen.

§ 2 Persönliche und sachliche Voraussetzungen

(1) Der Apotheker versichert, dass er die ordnungsgemäße Arzneimittelversorgung des Heimes gewährleisten kann, dass er insbesondere über die nach der Apothekenbetriebsordnung erforderlichen Räume und Einrichtungen nach § 4 ApBetrO sowie das notwendige pharmazeutische und nichtpharmazeutische Personal nach § 3 ApBetrO und die sonstigen erforderlichen Hilfsmittel verfügt, um dem Versorgungsauftrag in vollem Umfang nachkommen zu können.

(2) Der Apotheker erklärt, dass er die ihm nach diesem Vertrag obliegenden Pflichten ausschließlich persönlich bzw. durch Mitarbeiter seiner Apotheke erfüllt.

(3) Das Heim gewährleistet dem Apotheker und den anderen Mitarbeitern das Recht, das Heim und die der Arzneimittelversorgung der Bewohner dienenden Räume zur Erfüllung der ihm obliegenden gesetzlichen und vertraglichen Pflichten jederzeit betreten zu können. Die Heimleitung und die Mitarbeiter des Heimes sind verpflichtet, mit dem Apotheker zusammenzuarbeiten und ihn in der Erfüllung seiner Pflichten zu unterstützen.

§ 3 Belieferung mit Arzneimitteln

(1) Der Apotheker ist verpflichtet, sämtliche Arzneimittel und apothekenüblichen Waren zu liefern, die das Heim bestellt.

(2) Die vom Apotheker zu liefernden Arzneimittel sind an die Stationen oder anderen Teileinheiten des Heimes zu liefern. Die Lieferung erfolgt in abgeschlossenen Behältern, auf denen die Apotheke und der Empfänger anzugeben ist. Der Inhalt der Lieferung ist auf einem Lieferschein zu deklarieren. Die Behälter werden vom Apotheker gestellt. Die Medikamente sind bewohnerbezogen zu beschriften und mit dem Lieferdatum zu versehen.

(3) Die Lieferung erfolgt nach Bedarf, in der Regel alle ... Tage, bei Bedarf öfter.

(4) Die Lieferung verschreibungspflichtiger Arzneimittel darf nur aufgrund einer Verschreibung erfolgen. Die Lieferung aller anderen Arzneimittel und apothekenpflichtigen Medizinprodukte erfolgt aufgrund einer ärztlichen Verschreibung oder aufgrund eines von der Heimleitung unterschriebenen Anforderungsblattes, welches die genaue Bezeichnung, Stärke und die gewünschte Anzahl der benötigten Arzneimittel enthalten muss. Die betäubungsmittelrechtlichen Vorschriften bleiben unberührt. Sofern in unaufschiebbaren Notfällen die Lieferung apothekenpflichtiger Arzneimittel und Medizinprodukte ausnahmsweise wegen der medizinischen Dringlichkeit aufgrund telefonischer Unterrichtung erfolgt, ist die schriftliche Anforderung unverzüglich nachzureichen.

§ 4 Sicherung der Versorgungsbereitschaft

Der Apotheker verpflichtet sich, auch außerhalb der Öffnungszeiten die ordnungsgemäße Arzneimittelversorgung des Heimes sicherzustellen. Diese Verpflichtung kann er dadurch erfüllen, dass er der Heimleitung den jeweils gültigen Notdienstplan zur Verfügung stellt. Die Einzelheiten bleiben gegebenenfalls einer schriftlichen Vereinbarung vorbehalten.

§ 5 Überwachung der Arzneimittel und des Arzneimittelverkehrs

(1) Der Apotheker überprüft persönlich oder durch sein pharmazeutisches Personal die Arzneimittelvorräte des Heimes. Hierbei achtet er insbesondere auf die einwandfreie Beschaffenheit und die ordnungsgemäße bewohnerbezogene Aufbewahrung der Arzneimittel. Der Apotheker verpflichtet sich, Arzneimittel, die verfallen sind oder deren einwandfreie Beschaffenheit aus anderen Gründen nicht gegeben ist, abzusondern, entsprechend zu kennzeichnen und die Heimleitung und die Beschäftigten des Heimes zu unterrichten. Verfallene oder sonst unbrauchbar gewordene Arzneimittel hat der Apotheker einer ordnungsgemäßen Vernichtung zuzuführen.
(2) Die Kontrolle der Arzneimittelvorräte und der bewohnerbezogenen Aufbewahrung soll im Abstand von ca. drei Monaten, in jedem Falle zum 30. Juni und 31. Dezember eines jeden Jahres, erfolgen. Die Kontrolle und die Vernichtung von Arzneimitteln sollen im Benehmen mit der Heimleitung durchgeführt werden.
(3) Zur sachgerechten Durchführung ihrer Überwachungs- und Prüfmaßnahmen bedient sich der Apotheker der Chargenschlüssel der Arzneimittelhersteller sowie der galenischen Haltbarkeitsdaten.
(4) Über jede Kontrolle fertigt der Apotheker oder sein pharmazeutisches Personal ein schriftliches Protokoll, das dem Heim im Original übermittelt wird. Eine Mehrfertigung des Protokolls verbleibt in der Apotheke.

Rechtliche Grundlagen

§ 6 Wirtschaftliche Arzneimittelversorgung im Heim

Der Apotheker ist gehalten, Arzneimittel, soweit sie auf einzelnen Stationen oder anderen Teileinheiten des Heimes nicht verbraucht sind oder nicht mehr aktuell benötigt werden oder ihr alsbaldiges Verfalldatum bevorsteht, anderen Stationen oder Teileinheiten zuzuleiten, wenn dies einer wirtschaftlichen Betriebsführung des Heimes dient und die Vorschriften des Arzneimittelrechts dies gestatten.

§ 7 Eigenherstellung von Arzneimitteln

(1) Der Apotheker ist zur Eigenherstellung von Arzneimitteln in Rezeptur und von Fertigarzneimitteln in apothekenüblichem Umfang nach Maßgabe des § 21 Abs. 2 Nr. 1 Arzneimittelgesetz verpflichtet.

§ 8 Bevorratung von Arzneimitteln

(1) Der Apotheker verpflichtet sich, für eine ausreichende Bevorratung mit Arzneimitteln gemäß der Arzneimittelliste des Heimes in seiner Apotheke zu sorgen.
(2) Das Heim achtet bei den Bewohnern auf einen Arzneimittelvorrat für eine Woche.

§ 9 Beratungsfunktion

Im Rahmen des Versorgungsauftrages nimmt der Apotheker insbesondere folgende Beratungsfunktionen wahr:

1. Aufbau und laufende Ergänzung einer umfassenden Arzneimittelinformation und -dokumentation;
2. Beratung der für die Bewohner des Heimes tätigen Ärzte in Angelegenheiten der Anwendung und des Verbrauches von Arzneimitteln;
3. Beratung und individuelle Information der Heimbewohner nach Maßgabe des § 20 Abs.1 ApBetrO, soweit dies aus Gründen der Arzneimittelsicherheit erforderlich ist;
4. Beratung der Beschäftigten des Heimes über den sachgerechten Umgang mit Arzneimitteln, Vermittlung pharmazeutischer Grundinformationen gegenüber Beschäftigten des Heimes und Beantwortung diesbezüglicher Anfragen;
5. Unterstützung bei der Erfassung und Auswertung der Daten des Arzneimittelverbrauches im Heim zu Zwecken der medizinischen, pharmazeutischen und ökonomischen Dokumentation;
6. Formulierung von Empfehlungen an die Leitung des Heimes zur Planung, Organisation und Überwachung des Arzneimittelverkehrs, zu Veränderungen und Ergänzungen des Anforderungsblattes aufgrund der Erkenntnisse aus der Dokumentation.

§ 10 Dokumentation der Versorgung

Der Apotheker dokumentiert sein Tätigwerden im Rahmen des Versorgungsvertrages durch schriftliches Protokoll. Insbesondere sind Zeitpunkt, Inhalt und Umfang jeder Lieferung bewohnerbezogen aufzuzeichnen.

§ 11 Besondere Dienstleistungen

(Verbleibt Einzelvereinbarung)

§ 12 Finanzielle Regelungen

(Verbleibt Einzelvereinbarung)

§ 13 Einzug von Kosten

Das Heim zieht die dem Apotheker zustehenden Kosten für die Lieferung von Arzneimitteln, Medizinprodukten und apothekenüblichen Waren, insbesondere auch Zuzahlungen und Mehrkosten beim jeweiligen Heimbewohner ein und rechnet mit dem Apotheker monatlich ab.

§ 14 Ausschließlichkeitsausschluss

Den Parteien des Vertrages ist bekannt, dass dieser Vertrag nach § 12 a Abs.1 Nr.5 ApoG keine Ausschließlichkeitsbindung zu Gunsten des vertragsschließenden Apothekers bewirkt.

Sollte das Heim bezüglich des gleichen Vertragsgegenstandes mit anderen Apotheken weitere Verträge abschließen wollen, so informiert es hierüber den Apotheker unverzüglich. Beide Vertragspartner sind sodann verpflichtet, gegebenenfalls die Zuständigkeitsbereiche der an der Versorgung beteiligten Apotheken entsprechend abzugrenzen. Dies gilt insbesondere für die Überwachung der Arzneimittel und apothekenpflichtigen Medizinprodukte nach § 5 dieses Vertrages sowie die Beratungsaufgaben nach § 9 dieses Vertrages.

§ 15 Vertragsdauer und Kündigung

(1) Dieser Vertrag wird auf die Dauer von .... Jahren, beginnend

am .... (Tag, Monat, Jahr) bis .... (Tag, Monat, Jahr) abgeschlossen.

(2) Wird der Vertrag nicht mit einer Frist von sechs Monaten zum Vertragsende gekündigt, so verlängert er sich jeweils um ein Jahr. Nach erstmaliger Verlängerung beträgt die Kündigungsfrist jeweils sechs Monate zum Vertragsende.

(3) Gibt der Apotheker während der Laufzeit des Vertrages die Leitung der Apotheke ab (z.B. infolge Tod, Verkauf oder Verpachtung der Apotheke), haben er und/oder seine Rechtsnachfolger dafür einzustehen, dass der künftige Leiter der Apotheke die Rechte und Pflichten aus diesem Vertrag erfüllt. Beide Vertragsseiten

können in einem solchen Fall den Vertrag vorzeitig mit einer Frist von drei Monaten zum 30. Juni oder 31. Dezember eines jeden Jahres kündigen.

§ 16 Außerordentliche Kündigung
Der Vertrag kann aus wichtigem Grund fristlos gekündigt werden. Ein wichtiger Grund liegt insbesondere vor, wenn
– ....
– ....

§ 17 Ergänzende Bestimmungen
(1) Ergänzungen und Änderungen dieses Vertrages bedürfen der Schriftform. Mündliche Nebenabreden wurden nicht getroffen. Vorsorglich erklären die Vertragspartner, dass mündliche Nebenabreden unwirksam sind, es sei denn, dass diese im Vertrag ausdrücklich vorgesehen sind.
(2) Die Vertragspartner verpflichten sich, nachträgliche Änderungen oder Ergänzungen des Vertrages der zuständigen Behörde unverzüglich anzuzeigen.

§ 18 Behördliche Genehmigungen
(1) Dieser Vertrag bedarf nach § 12 a Abs. 1 Satz 2 ApoG zu seiner Rechtswirksamkeit der Genehmigung der zuständigen Behörde. Den Vertragspartnern ist bekannt, dass bis zum Zeitpunkt der rechtswirksamen Erteilung dieser Genehmigung der vorliegende Vertrag schwebend unwirksam ist.
(2) Der Apotheker verpflichtet sich, den vorliegenden Vertrag der zuständigen Behörde zur Genehmigung unverzüglich zuzuleiten.

§ 19 Sonstige Bestimmungen
Sollte eine Bestimmung dieses Vertrages unwirksam oder undurchführbar sein oder werden, so berührt dies die Wirksamkeit des Vertrages im Übrigen nicht. Die Parteien verpflichten sich vielmehr, in einem derartigen Fall eine wirksame oder durchführbare Bestimmung an die Stelle der unwirksamen oder undurchführbaren Bestimmung zu setzen, die dem Geist und dem Zweck der zu ersetzenden Bestimmung so weit wie möglich entspricht.

§ 20 Vertragsausfertigungen
Von diesem Vertrag werden vier Ausfertigungen hergestellt, von denen beide Vertragspartner jeweils zwei Exemplare erhalten.

.... , den ....

....
           (Heim)   (Apotheker)

8.4 Verbot der Exklusivbelieferung für gehfähige Bewohner

Ziel und Gegenstand des Versorgungsvertrages ist es, dass der Heimträger in Erfüllung seiner Betreuungspflichten einen Vertrag zur Sicherstellung der individuellen Arzneimittelversorgung der Heimbewohner abschließt. Dieser Vertrag wird grundsätzlich im objektiven Interesse der einzelnen Heimbewohner abgeschlossen und findet auch deren generell oder individuell erteilten oder mutmaßlichen Zustimmung. Wenn der Heimbewohner nicht mehr selbst für seine eigene Arzneimittelversorgung einstehen kann, geht sein Recht auf freie Apothekenwahl, dass er weiterhin als Patient beanspruchen kann, auf den Heimträger über. Dies entspricht grundsätzlich dem ausdrücklichen oder mutmaßlichen Willen der meisten Heimbewohner. Sobald allerdings eine ausdrückliche oder in sonstiger Weise eindeutig zu erkennende Erklärung vorliegt, dass die Inanspruchnahme der Vertragsapotheke nicht gewünscht wird, muss dies vom Heimträger berücksichtigt werden.

Sinn und Zweck des Versorgungsvertrages ist es unter anderem, die Arzneimittelversorgung derjenigen Bewohner sicher zu stellen, die aus eigener Kraft dies nicht mehr bewältigen können, weil sie z.B. nicht mehr in der Lage sind, sich ohne fremde Hilfe fortzubewegen. Es ist rechtlich aber zulässig, dass Gegenstand der Heimversorgung auch die Arzneimittelversorgung der „gehfähigen" Bewohner sein kann, obwohl sie in der Lage sind, eine Apotheke aufzusuchen, jedoch dies aus Gründen der Bequemlichkeit nicht wollen. Sie möchten von dem Angebot der Heimverwaltung, die Arzneimittel zu besorgen, Gebrauch machen und sind mit der Inanspruchnahme der Vertragsapotheke einverstanden. Ihre Situation ist der jener Patienten, die – außerhalb von Heimen – darüber frei entscheiden können, wen sie mit der Besorgung ihrer Medikamente beauftragen, vergleichbar. Eine Einbeziehung dieser „gehfähigen" Bewohner in die Heimversorgung ist nur dort unzulässig, wo dies gegen deren erklärten oder eindeutig erkennbaren Willen geschieht. Dem Verbot der Exklusivbelieferung für diesen Personenkreis kann durch eine entsprechende Klausel im Versorgungsvertrag Rechnung getragen werden. Diesbezüglich wird verwiesen auf § 1 Abs. 4 des abgedruckten Mustervertrages.

Anhang I

06.05.2003

Empfehlungen der Bundesapothekerkammer zur Qualitätssicherung bei der Versorgung der Bewohner von Heimen

Inhaltsübersicht

I	**Präambel**
II	**Geltungsbereich**
III	**Zuständigkeiten**
IV	**Pharmazeutische Dienstleistungen**
IV-1	Versorgung des Heimbewohners
IV-2	Bearbeitung der Rezepte und sonstiger Arzneimittelbestellungen
IV-3	Abgabe
IV-4	Abrechnung
V	**Pharmazeutische Qualitätssicherung**
V-1	Prüfung der Arzneimittelvorräte, Dokumentation
V-2	Schulung des Pflegepersonals
V-3	Entsorgung der Arzneimittel
VI	**Zusammenarbeit mit dem Pflegeheim**
VI-1	Prozessbeschreibungen im Rahmen des Qualitätsmanagementsystems des Heims
VII	**Qualitätsmanagementsystem der Apotheke**
VIII	**Literatur**

Anlagen

1	Einwilligungserklärung zur Speicherung gesundheitsbezogener und arzneimittelbezogener Daten des Heimbewohners in der Apotheke
2	Protokoll über die Prüfung der Arzneimittelvorräte
3	Teilen von Tabletten
4	Verabreichung von Arzneimitteln über die Sonde
5	Schulung des Pflegepersonals

06.05.2003

Empfehlungen der Bundesapothekerkammer zur Qualitätssicherung bei der Versorgung der Bewohner von Heimen

I Präambel

Nach § 12a Apothekengesetz, der am 27. August 2003 in Kraft treten wird, sind Apotheker verpflichtet, bei der Versorgung der Bewohner von Heimen im Sinne § 1 Heimgesetz mit Arzneimitteln und apothekenpflichtigen Medizinprodukten mit dem Heimträger einen behördlich zu genehmigenden Vertrag zu schließen. Ziel ist die weitere Verbesserung der Versorgung der Heimbewohner mit Arzneimitteln und apothekenpflichtigen Medizinprodukten.

Soweit über die gesetzlichen Vorgaben hinaus weitergehende Leistungen zwischen dem Heim und der Apotheke vereinbart werden, sind diese ebenfalls schriftlich festzulegen und der Behörde zur Genehmigung vorzulegen.

Zur Umsetzung entsprechender Verträge hat die Bundesapothekerkammer vorliegende Empfehlungen erarbeitet. Damit steht den Apothekern eine Empfehlung für die Durchführung pharmazeutischer Tätigkeiten zur Versorgung der Bewohner der Heime mit Arzneimitteln und apothekenpflichtigen Medizinprodukten sowie zur Zusammenarbeit mit der Einrichtungsleitung, dem Pflegepersonal und den Ärzten zur Verfügung.

II Geltungsbereich

Das Apothekengesetz sieht ausdrücklich vor, dass Verträge gemäß § 12a die freie Wahl der Apotheke durch den Heimbewohner nicht einschränken dürfen. Der Heimträger hat daher sicherzustellen, dass dem Apotheker nur Verordnungen für Heimbewohner zugeleitet werden, die diese nicht selbst einlösen wollen bzw. können oder die keine andere öffentliche Apotheke benannt haben, in der die Verordnung eingelöst werden soll.

III Zuständigkeiten

Der Apotheker muss die ordnungsgemäße Versorgung der Bewohner des Heims mit Arzneimitteln und apothekenpflichtigen Medizinprodukten gewährleisten. Gleichermaßen hat er dies auch für die Kontrolle, Dokumentation sowie die Information und Beratung zu gewährleisten, die durch ihn selbst oder durch pharmazeutisches Personal erfolgen muss. Um auch außerhalb der Öffnungszeiten der Apotheke im Bedarfsfall die ordnungsgemäße Versorgung sicher zu stellen, muss dem Heimträger der jeweils gültige Notdienstplan der Apotheken zur Verfügung gestellt werden.

Sowohl Apotheke als auch Heim sollten gegenseitig ständige Ansprechpartner sowie deren Vertreter benennen.

Copyright © Bundesapothekerkammer

Anhang I

06.05.2003

Empfehlungen der Bundesapothekerkammer zur Qualitätssicherung bei der Versorgung der Bewohner von Heimen

Im Falle der Aufteilung der Versorgung der Heimbewohner auf zwei bzw. mehrere Apotheken müssen die Zuständigkeiten der an der Versorgung beteiligten Apotheken umfassend und klar abgegrenzt werden. Dies betrifft z. B. die Versorgung der Heimbewohner mit Arzneimitteln und (apothekenpflichtigen) Medizinprodukten oder die Überprüfung der ordnungsgemäßen, bewohnerbezogenen Aufbewahrung der Arzneimittel durch das Heim.

Mit der ordnungsgemäßen Übergabe der Arzneimittel an den Heimbewohner bzw. stellvertretend an das zuständige Pflegepersonal beginnt gemäß der einschlägigen Bestimmungen des Heimgesetzes die Verantwortlichkeit des Heimträgers für die weitere Versorgung der Heimbewohner.

IV	Pharmazeutische Dienstleistungen

IV-1	Versorgung des Heimbewohners

Für die Arzneimittelversorgung und die dazu erforderliche Beratung der Heimbewohner gelten die gleichen Grundsätze wie für die Patienten in der Apotheke.

IV-2	Bearbeitung der Rezepte und sonstiger Arzneimittelbestellungen

Die Apotheke schaltet sich nicht in die Rezeptanforderung beim Arzt durch das Heimpersonal oder den -bewohner bzw. die Verordnung des Arztes ein. Verschreibungspflichtige Arzneimittel dürfen von der Apotheke nur nach Vorlage der ärztlichen Verordnung abgegeben werden. Um Irrtümer zu vermeiden, sollten auch im Rahmen der Selbstmedikation verlangte Arzneimittel schriftlich angefordert werden. Soweit die Abgabe von Arzneimitteln, apothekenpflichtigen Medizinprodukten und sonstigen Produkten in einer (elektronischen) Kundenkartei der Apotheke bewohnerbezogen dokumentiert werden soll, bedarf dies der schriftlichen Einwilligung des Heimbewohners. Das Muster einer Einwilligungserklärung ist Anlage 1 zu entnehmen.

Über die nach § 17 Abs. 5 Apothekenbetriebsordnung vorgeschriebene Prüfung hinaus sollte jede ärztliche Verordnung auf folgende Punkte überprüft werden:

- Doppelverordnung
- Prüfung auf Wechselwirkungen (im Falle der Verordnung eines neuen Arzneimittels [Arzneistoffs]).

Die Prüfung sollte sinngemäß auch bei Arzneimitteln durchgeführt werden, die im Rahmen der Selbstmedikation angefordert werden.

Copyright © Bundesapothekerkammer

06.05.2003

Empfehlungen der Bundesapothekerkammer zur Qualitätssicherung bei der Versorgung der Bewohner von Heimen

Ergibt sich ein Rücksprachebedürfnis mit dem Arzt nicht unmittelbar aus der vorgelegten Verordnung, sondern aus Erkenntnissen, die der Apotheker im Rahmen seiner Berufsausübung über den Patienten erlangt hat, bedarf es dafür einer schriftlichen Einwilligung des Heimbewohners (Anlage 1). Sofern die Medikation geändert wird, obliegt dem Arzt die Information des Pflegepersonals, um eine entsprechende Korrektur der Pflegedokumentation zu gewährleisten.

Die Arzneimittel und apothekenpflichtigen Medizinprodukte müssen in der Apotheke mit dem

- Namen des Heimbewohners und dem
- Lieferdatum

versehen werden.

Darüber hinaus empfiehlt es sich aus Gründen der Arzneimittelsicherheit, ggf. folgende Angaben zu machen:

- Name der Lieferapotheke (insbesondere, wenn mehr als eine Apotheke die Bewohner des Heims versorgen)
- besondere Lagerungshinweise
- Einnahmehinweise.

Um die ordnungsgemäße Verteilung der Arzneimittel, (apothekenpflichtigen) Medizinprodukte sowie sonstiger Produkte im Heim zu gewährleisten, empfiehlt es sich, diese in der Apotheke wohnbereichsbezogen in geeignete Behältnisse zu verpacken.

IV-3 Abgabe

Nach § 17 Abs. 4 Apothekenbetriebsordnung sind Verschreibungen von Personen, die zur Ausübung der Heilkunde, Zahnheilkunde oder Tierheilkunde berechtigt sind, unverzüglich auszuführen.

IV-4 Abrechnung

Aus organisatorischen Gründen sollte die Einzelabrechnung eines jeden Vorganges mit dem Heimbewohner vermieden werden. Es empfiehlt sich, die Kosten für Arzneimittel, (apothekenpflichtige) Medizinprodukte, die auf Privatrezept für den Bewohner abgegeben werden, sowie die Zuzahlungen in einem festen Turnus, z. B. einmal monatlich, mit dem Heimbewohner abzurechnen. Um ein ordnungsgemäßes Abrechnungsverfahren zu gewährleisten, sollten sich Heimleitung und Apotheker gegenseitig beim Management der Zuzahlungsbefreiungen unterstützen.

Copyright © Bundesapothekerkammer

06.05.2003

Empfehlungen der Bundesapothekerkammer zur Qualitätssicherung bei der Versorgung der Bewohner von Heimen

V   Pharmazeutische Qualitätssicherung

V-1   Prüfung der Arzneimittelvorräte, Dokumentation

Der Apotheker muss die für den Heimbewohner zentral vorrätig gehaltenen Arzneimittel und apothekenpflichtigen Medizinprodukte regelmäßig gemäß der vertraglichen Vereinbarungen überprüfen. Im Interesse einer hochstehenden Qualität der Arzneimittelversorgung sind mindestens halbjährliche Überprüfungen zu empfehlen. Der Zeitpunkt der Überprüfung der Arzneimittelvorräte in den Wohnbereichen sollte mit der Wohnbereichsleitung vereinbart werden. Über die Prüfung ist ein Protokoll in zweifacher Ausfertigung zu erstellen:

- eine Ausfertigung für die Apotheke
- eine Ausfertigung für den Heimträger.

Das Muster eines Prüfprotokolls ist in Anlage 2 aufgeführt.

Darüber hinaus empfiehlt es sich, eine Kopie für die Wohnbereichsleitung zu erstellen und die Ergebnisse der Überprüfung mit dieser zu besprechen. Um die Prüfkriterien und damit kritische Punkte bei der Lagerung der Arzneimittel, transparent zu machen, empfiehlt es sich, das aktuelle Prüfprotokoll jeweils bis zur nächsten Prüfung im Arzneimittelschrank auszuhängen.

V-2   Schulung des Pflegepersonals

Sollte zwischen dem Heimträger und dem Apotheker eine Vereinbarung im Sinne § 11 Abs. 1 Nr. 10 Heimgesetz getroffen sein (Beratung des Pflegepersonals über den sachgerechten Umgang mit Arzneimitteln mindestens einmal jährlich), sollte nach folgenden Grundsätzen geschult werden:

- Die Basisschulung vermittelt Kenntnisse über Arzneimittel und Medizinprodukte.
- Aufbauschulungen vermitteln Kenntnisse über die Anwendung der Arzneimittel und Medizinprodukte bei bestimmten Indikationen.
- Art, Umfang und Dauer der Seminare sind mit der Heimleitung abzustimmen.
- Der Zeitpunkt ist so abzustimmen, dass möglichst alle Pflegepersonen mindestens einmal jährlich teilnehmen können. Dabei ist auf eine sachgerechte und ökonomische Gruppengröße zu achten.

Darüber hinaus können dem Pflegepersonal sachgerechte Hinweise zum Stellen der Arzneimittel gegeben werden. Da das Teilen der Tabletten und die Verabreichung der Arzneimittel über die Sonde nicht unproblematisch sind, sollte diesen Aspekten besondere Aufmerksamkeit geschenkt werden. Es bietet sich in diesem Zusammenhang an, entspre-

06.05.2003

Empfehlungen der Bundesapothekerkammer zur Qualitätssicherung bei der Versorgung der Bewohner von Heimen

chende Listen zu erstellen, auf die das Pflegepersonal beim Stellen der Arzneimittel zurückgreifen kann (Anlagen 3 und 4).

Über den Referateservice der ABDA ist ein Referat zum Thema „Arzneimittel in Pflegeheimen richtig verabreichen und anwenden" abrufbar. Themenvorschläge für die Basisschulung sind Anlage 5 zu entnehmen.

V-3 Entsorgung der Arzneimittel

Die Apotheke kann mit dem Heimträger die Entgegennahme und sachgerechte Entsorgung der Arzneimittel vereinbaren, die nicht mehr benötigt werden bzw. deren Verfallsdatum abgelaufen ist.

VI Zusammenarbeit mit dem Pflegeheim

VI-1 Prozessbeschreibungen im Rahmen des Qualitätsmanagementsystems des Heims

Heime sind gemäß § 11 Abs. 2 Nr. 4 Heimgesetz verpflichtet, ein Qualitätsmanagementsystem einzuführen und zu unterhalten. Zu den Prozessbeschreibungen über den Umgang mit Arzneimitteln im Heim empfiehlt sich eine vertragliche Vereinbarung über die Einbindung des Apothekers. Dabei sollten insbesondere folgende Punkte berücksichtigt werden:

- Arzneimittel sind bewohnerbezogen und ordnungsgemäß aufzubewahren (§ 11 Abs. 1 Nr. 10 Heimgesetz).
- Arzneimittel müssen unter Verschluss aufbewahrt werden.
- Kühl zu lagernde Arzneimittel müssen in einem dafür ausschließlich vorzuhaltenden Kühlschrank aufbewahrt werden.
- Der Erhalt, die Aufbewahrung und die Verabreichung der Arzneimittel sind zu dokumentieren (§ 13 Abs. 1 Nr. 5 Heimgesetz).
- Das Stellen der Arzneimittel ist Aufgabe des ausgebildeten Pflegepersonals. Der Apotheker sollte – sofern Beratungsleistungen im Sinne § 11 Abs. 1 Nr. 10 Heimgesetz vereinbart sind - im Rahmen der jährlichen Schulungen sachdienliche Hinweise zum Stellen der Arzneimittel geben.

Copyright © Bundesapothekerkammer

06.05.2003

Empfehlungen der Bundesapothekerkammer zur Qualitätssicherung bei der Versorgung der Bewohner von Heimen

VII	Qualitätsmanagementsystem der Apotheke

Die Empfehlungen der Bundesapothekerkammer zur Qualitätssicherung der Versorgung der Bewohner von Heimen sollten im Rahmen der dazu im QM-Handbuch aufgenommenen Prozesse berücksichtigt werden.

VIII	Literatur

(1) Wilson, O., Blanke, G.: Apotheken- und Arzneimittelrecht. Textsammlung mit Erläuterungen. 45. Ergänzungslieferung. GOVI Pharmazeutischer Verlag, Eschborn 2002.
(2) Preuschhof, A., Tisch, L.: Versorgung von Heimbewohnern. Pharm. Ztg. (2003) 672-680.
(3) Pieck, J.: Heimversorgung, was ist zu beachten? Deutsche Apotheker Zeitung 143 (2003) 587-599.

Copyright © Bundesapothekerkammer

Anhang I

06.05.2003

Empfehlungen der Bundesapothekerkammer zur Qualitätssicherung bei der Versorgung der Bewohner von Heimen

| Anlage 1: | Einwilligungserklärung zur Speicherung gesundheitsbezogener und arzneimittelbezogener Daten des Heimbewohners in der Apotheke[1] |

Ich bin darüber informiert worden, dass die unten genannte Apotheke Leistungen anbietet, die die Erkennung und Lösung arzneimittelbezogener und gesundheitsbezogener Probleme beinhalten. Ziel ist es, die Arzneimitteltherapie zu optimieren und die Lebensqualität zu erhöhen. Für diesen Zweck wird die Apotheke Daten und Angaben zu meiner Medikation erfassen. Dazu gehören Daten zum Gesundheitszustand, zur Anwendung von Arzneimitteln und der Inhalt von Beratungsgesprächen. Diese Daten ermöglichen es, mich optimal zu beraten und bei der Arzneimittelanwendung zu unterstützen.

Ich bin damit einverstanden, dass meine gesundheitsbezogenen Daten und Angaben zu meinen Medikamenten, die dafür notwendig sind und die daraus gewonnenen Erkenntnisse in der Apotheke gespeichert und ausschließlich zu oben genannten Zwecken verarbeitet und genutzt werden. Da die Apothekerin/der Apotheker und ihr/sein Personal der Schweigepflicht unterliegen, werden die Daten nicht ohne meine Zustimmung weitergegeben. Sofern eine Rücksprache mit meinem behandelnden Arzt aufgrund möglicher arzneimittelbezogener Probleme nötig ist, bin ich damit einverstanden, dass mein Apotheker/meine Apothekerin mit diesem Kontakt aufnimmt.

Selbstverständlich kann ich jederzeit kostenfrei Einsicht in oder schriftlich Auskunft über meine Daten erhalten und selbst entscheiden, welche ggf. gelöscht werden sollen. Soweit gesetzliche Vorschriften keine längeren Aufbewahrungspflichten vorsehen, werden meine Daten zehn Jahre nach der letzten Eintragung von der Apotheke gelöscht.

Die Einwilligung erfolgt freiwillig und kann von mir jederzeit ohne Angabe von Gründen widerrufen werden.

Name: _____

Anschrift: _____

_____

Telefon: _____

_____ _____
Ort, Datum Unterschrift
(gesetzlicher Vertreter)

_____
Apothekenstempel

---

[1] Diese Anlage sollte dem zuständigen Beauftragten für den Datenschutz zur Genehmigung vorgelegt werden.

Copyright © Bundesapothekerkammer

Anhang I

| 06.05.2003 | Empfehlungen der Bundesapothekerkammer zur Qualitätssicherung bei der Versorgung der Bewohner von Heimen |

| Anlage 2: | Protokoll über die Prüfung der Arzneimittelvorräte |

Protokoll über die Prüfung der Vorräte an Arzneimitteln und apothekenpflichtigen Medizinprodukten

Heim	Wohnbereich

Prüfkriterium	Ja	Nein	Anmerkungen
Werden die allgemeinen Lagerungs- und Aufbewahrungsbedingungen (Licht, Temperatur, Hygiene) eingehalten?			
Ist der Arzneimittelschrank abgeschlossen?			
Werden die Arzneimittel bewohnerbezogen aufbewahrt?			
Werden die Arzneimittel in Originalbehältnissen aufbewahrt?			
Werden die angebrochenen Arzneimittel gekennzeichnet und falls erforderlich mit einem Anbruchsdatum versehen?			
Werden die angebrochenen Arzneimittel, falls erforderlich, entsprechend der Angaben des Herstellers rechtzeitig vernichtet?			
Ist sichergestellt, dass die ältesten Packungen zuerst verbraucht werden (First in–First out-Prinzip)?			
Ist bewohnerbezogen nur ein Anbruch eines Fertigarzneimittels vorhanden?			
Werden kühl aufzubewahrende Arzneimittel in einem separaten Kühlschrank gelagert?			
Wird die Kühlschranktemperatur regelmäßig überprüft (Minimax-Thermometer)?			

Copyright © Bundesapothekerkammer

Anhang I

06.05.2003

Empfehlungen der Bundesapothekerkammer zur Qualitätssicherung bei der Versorgung der Bewohner von Heimen

Prüfkriterium	Ja	Nein	Anmerkungen
Wird die Überprüfung der Kühlschranktemperatur dokumentiert?			
Werden die kühl zu lagernden Arzneimittel bewohnerbezogen im Kühlschrank aufbewahrt?			
Werden die Betäubungsmittel ordnungsgemäß gelagert?			
Wurden nicht mehr benötigte oder nicht mehr verwendbare Arzneimittel aussortiert und sachgerecht entsorgt?			
Wurden vorhandene Mängel sofort abgestellt?			
Ist eine erneute kurzfristige Prüfung der Arzneimittelvorräte notwendig?			
Wurden die bei der letzten Prüfung festgestellten Mängel abgestellt?			

Weitere Bemerkungen:

_____   _____   _____
Datum   Apotheker/in   Wohnbereichsleitung

Dem Apotheker wurden **sämtliche** Arzneimittelvorräte zur Prüfung zugänglich gemacht.

☐   ja   ☐   nein

_____   _____
Datum   Wohnbereichsleitung

Copyright © Bundesapothekerkammer

Anhang I

06.05.2003

Empfehlungen der Bundesapothekerkammer zur Qualitätssicherung bei der Versorgung der Bewohner von Heimen

Anlage 3:	Teilen von Tabletten

Heim:	Wohnbereich:	Datum:

Allgemeine Grundsätze

1. Tabletten mit einer oder mehreren, einfachen oder gekreuzten Bruchrillen können in der Regel geteilt werden. Vom Vorhandensein einer Rille oder Kerbe bei Retardtabletten kann jedoch nicht unbedingt auf ihre Teilbarkeit geschlossen werden.
2. Mögliche Gründe, die eine Teilung der Tabletten verbieten:
    - Überzüge zum Schutz vor Licht, Feuchtigkeit, Säure (Magensäure)
    - Schichten oder Kerne in der Tablette (Sandwich-/Manteltablette)
    - Aufbau der Tabletten, um eine verzögerte Freisetzung der Wirkstoffe zu erzielen (Retardtabletten)
3. Probleme, die beim Teilen von Tabletten entstehen können:
    - Identifizierung übriggebliebener Teile der Tabletten wird schwierig.
    - Ungenaue Teilung bedingt eine verschlechterte Dosierungsgenauigkeit.
4. Vorgehen beim Teilen:
    - Kurz und mit voller Stärke. Ein langsames, vorsichtiges Steigern der Brechkraft führt bei vielen Präparaten zu einem schlechten Bruch.
    - Im Bedarfsfall Verwendung einer Tablettenteilhilfe.

Fertigarzneimittel (Wirkstoff)	Teilbar ja/nein	Alternatives Fertigarzneimittel[2]	Bemerkungen

---

[2] Austausch durch das Pflegepersonal nur nach Rücksprache mit dem Arzt.

Copyright © Bundesapothekerkammer

06.05.2003

Empfehlungen der Bundesapothekerkammer zur Qualitätssicherung bei der Versorgung der Bewohner von Heimen

| Anlage 4: | Verabreichung von Arzneimitteln über die Sonde |

Heim:	Wohnbereich:	Datum:

Allgemeine Grundsätze

1. Arzneimittel sind ohne entsprechende Hintergrundinformationen nicht über die Sonde zu applizieren.
2. Wenn möglich, sollten flüssige orale Arzneiformen verwendet werden (Tropfen, Saft), die vor der Applikation über die Sonde mit 10 ml Wasser verdünnt werden.
3. Stark viskose oder hoch konzentrierte Lösungen sind vor der Applikation mit mindestens 30 ml Wasser zu verdünnen.
4. Tabletten sollen – so ein Mörsern möglich ist – unmittelbar vor der Gabe fein zerrieben und mit 15 ml Wasser aufgenommen werden.
5. Unterschiedliche Tabletten immer einzeln mörsern.
6. Grundsätzlich dürfen Retardarzneiformen nicht gemörsert werden! Nur in einigen wenigen Fällen ist eine grobe Zerkleinerung möglich.
7. Vor Gabe des Arzneimittels sollte die Sonde mit 30 ml Wasser gespült werden. Werden mehrere Arzneimittel nacheinander appliziert, sollte die Sonde zwischen jeder Gabe mit 10 ml Wasser gespült werden. Nach der letzten Gabe sollte mit 30 ml Wasser gespült werden.
8. Bei Gabe in den Zwölffingerdarm darf die Bolusgesamtmenge von 50 ml nicht überschritten werden.

Copyright © Bundesapothekerkammer

Anhang I

06.05.2003

Empfehlungen der Bundesapothekerkammer zur Qualitätssicherung bei der Versorgung der Bewohner von Heimen

| Anlage 4: | Verabreichung von Arzneimitteln über die Sonde (Fortsetzung) |

Fertigarzneimittel (Wirkstoff)	Mörsern möglich	Suspendierbar	Alternatives Präparat³	Bemerkungen	WW

WW = Wechselwirkungen

1 Applikation zur oder direkt nach der Sondenkostgabe
2 Applikation unabhängig von der Sondenkostgabe (1 Stunde vor oder 2 Stunden nach der Sondenkostgabe)

---

³ Austausch durch das Pflegepersonal nur nach Rücksprache mit dem Arzt.

Copyright © Bundesapothekerkammer

Anhang I

06.05.2003

Empfehlungen der Bundesapothekerkammer zur Qualitätssicherung bei der Versorgung der Bewohner von Heimen

| Anlage 5: | Schulung des Pflegepersonals |

Sollte zwischen dem Heimträger und dem Apotheker eine Vereinbarung im Sinne § 11 Abs. 1 Nr. 10 Heimgesetz getroffen sein (Beratung des Pflegepersonals über den sachgerechten Umgang mit Arzneimitteln mindestens einmal jährlich), empfiehlt es sich – in Abhängigkeit der konkreten Situation im Pflegeheim – nachfolgende Aspekte zu berücksichtigen:

Umgang mit Arzneimitteln

— Lagerung
  - Lagerungsbedingungen (Temperatur, Hygiene, Lagerorte, First in–First out)
  - Bewohnerbezogene Lagerung
  - Lagerung von Betäubungsmitteln, Medizinprodukten und Hilfsmitteln
— Kennzeichnung
  - Name des Bewohners
  - Anbruchdatum
— Stellen/Vorbereiten von Arzneimitteln
  - Hygiene
  - Zeitpunkt
  - Bereitstellen bestimmter Arzneiformen (Brausetabletten, Tropfen, Säfte, BtM)
— Abgabe/Applikation
  - Teilen und Zerkleinern von Arzneiformen
  - Applikation über die Sonde
— Verfallsdatum
  - Entsorgung
— Vorsicht bei Verordnungen durch mehrere Ärzte
  - Doppelverordnung
  - Wechselwirkungen
— Verordnungen und Selbstmedikation
  - Wechselwirkungen
— Dosierkassetten als Einnahmehilfe
— Vorsichtsmaßnahmen und Hinweise
  - Verkehrstüchtigkeit
  - Alkoholgehalt

Das Arzneimittel allgemein

— Anwendungsgebiete
— Gegenanzeigen
— Nebenwirkungen
  - Nebenwirkungen als Pflichtangabe

Copyright © Bundesapothekerkammer

Anhang I

06.05.2003

Empfehlungen der Bundesapothekerkammer zur Qualitätssicherung bei der Versorgung der Bewohner von Heimen

- Häufige - gelegentliche - seltene Nebenwirkungen
- Nutzen/Risiko-Abwägung
- Allergische Reaktion
— Wechselwirkungen
  - zwischen Arzneimitteln
  - mit Alkohol
  - mit Nahrungsmitteln
— Dosierung
  - Abhängigkeit von Dosis und Individuum
  - Einnahmerhythmus verordneter Medikamente

Arzneiformen

— Feste Arzneiformen
  - Tabletten
  - Dragees
  - Pulver/Granulate
  - Kapseln
— Flüssige Arzneiformen und Säfte
  - Trockensäfte
    - Zubereitung
    - Lagerung
    - Dosierung
  - Tropfermonturen
— Suppositorien
— Salben, Cremes, Gele
  - Lagerung
  - Verwendbarkeit
  - Applikation
— Nasen-, Ohren- und Augentropfen
  - Verwendbarkeitsfristen
  - Applikationshinweise
— Inhalations-Arzneimittel
  - Dosieraerosole
  - Spacer
  - Pulverinhalatoren
  - Glucocorticoidhaltige Arzneimittel
— Parenteralia
  - Zytostatika
    - Wirkungsweise
    - Applikation
    - Schutzmaßnahmen
    - Entsorgung
  - Parenterale Ernährung
    - Umgang mit und Pflege der Sonden
    - Funktionsweise von Pumpen

Copyright © Bundesapothekerkammer

06.05.2003

Empfehlungen der Bundesapothekerkammer zur Qualitätssicherung bei der Versorgung der Bewohner von Heimen

- Transdermale Therapeutische Systeme
  - Applikation

Anwendung der Arzneimittel

- Arzneimittel zur peroralen Anwendung
- Freisetzung
- Resorption
- Ausscheidung
- Einfluss des Alters

Richtige Einnahme der Arzneimittel

- Körperhaltung
- Einnahmezeitpunkt
  - Vor, während, nach den Mahlzeiten
- Einnahmeflüssigkeit

Diabetes mellitus

Allgemeine Hinweise

- Krankheitsbild
  - Folgeerkrankungen
- Aspekte des Selbstmanagements des Heimbewohners
  - Blutzuckerselbstkontrolle
  - Bedienung von Blutzuckermessgeräten
- Therapie
  - Diätetische Maßnahmen
  - Orale Antidiabetika
  - Insuline
    - Insulinwirkprofile
    - Aufbewahrung und Anwendungstechniken von Insulin
  - Kombination orale Antidiabetika und Insulin

Anhang II: Sitzung der Ländergruppe Arzneimittel-, Apotheken-, Transfusions- und Betäubungsmittelwesen

am 7./8. Mai 2003 in Münster zum Thema „Versorgung von Alten- und Pflegeheimen mit Arzneimitteln"

Bei der Prüfung der Anträge beachten die Behörden nachfolgende Hinweise:

1. Heime

Bewohner von Heimen im Sinne des § 1 des Heimgesetzes sind ältere Menschen oder pflegebedürftige oder behinderte Volljährige, denen Wohnraum überlassen sowie Betreuung und Verpflegung entgeltlich zur Verfügung gestellt oder vorgehalten wird.

Heime im Sinne des Heimgesetzes sind daher alle Alten- und Behinderteneinrichtungen, Pflegeeinrichtungen, Kurzzeitpflegeplätze, Tagespflegeeinrichtungen sowie Hospize.

2. Räumliche Nähe

- Die versorgende Apotheke beliefert individuell ausgestellte, unter Umständen eilige ärztliche Verschreibungen.
- Im unmittelbaren Zusammenhang mit der Belieferung besteht die Pflicht zur Information und Beratung des Heimbewohners und/oder des Pflegepersonals. Diese Dienstleistungen können zeitnah insbesondere von in der Nähe gelegenen Apotheken erbracht werden.
- Die von den Heimbewohnern konsultierten Ärzte sind üblicherweise in der Nähe der Heime niedergelassen. Die notwendige Abstimmung und Zusammenarbeit zwischen behandelnden Ärzten und Versorgungsapotheke erleichtert eine geringe räumliche Distanz.

3. Ordnungsgemäße Arzneimittelversorgung

- Die Forderung der Vorschrift des § 12a Abs. 1 Nr. 2 ApoG nach Gewährleistung einer ordnungsgemäßen Arzneimittelversorgung durch
    - Regelung von Art und Umfang der Versorgung
    - Zutrittsrecht zum Heim

- Pflichten zur Überprüfung der ordnungsgemäßen, bewohnerbezogenen Aufbewahrung der vom versorgenden Apotheker gelieferten Produkte durch pharmazeutisches Personal der Apotheke sowie
- Dokumentation dieser Versorgung korrespondiert mit den einschlägigen Bestimmungen des Heimgesetzes.

Gem. § 11 Abs. 1 des Heimgesetzes darf ein Heim nur betrieben werden, wenn der Träger und die Leitung sicherstellen, dass ...
- die Arzneimittel bewohnerbezogen und ordnungsgemäß aufbewahrt und
- die in der Pflege tätigen Mitarbeiterinnen und Mitarbeiter mindestens einmal im Jahr über den sachgerechten Umgang mit Arzneimitteln beraten werden.

Gemäß § 13 Abs. 1 des Heimgesetzes hat der Träger nach den Grundsätzen einer ordnungsgemäßen Buch- und Aktenführung Aufzeichnungen über den Betrieb zu machen und die Qualitätssicherungsmaßnahmen und deren Ergebnisse so zu dokumentieren, dass sich aus ihnen der ordnungsgemäße Betrieb des Heimes ergibt. Insbesondere muss ersichtlich werden:...
- der Erhalt, die Aufbewahrung und die Verabreichung von Arzneimitteln einschließlich
- der pharmazeutischen Überprüfung der Arzneimittelvorräte und
- die Unterweisung der Mitarbeiterinnen und Mitarbeiter über den sachgerechten Umgang mit Arzneimitteln.
- Der Begriff der „ordnungsgemäßen Arzneimittelversorgung" schließt auch ein, dass die sonstigen im Geschäftsverkehr geltenden gesetzlichen Bestimmungen, insbesondere die des Wettbewerbsrechts und des Gesetzes über die Werbung auf dem Gebiete des Heilwesens zu beachten sind.

4. Vertragsdauer und Kündigungsfristen

Verträge sollten möglichst nur mit einer Laufzeit ab einem Jahr genehmigt werden, da nur in diesen Fällen eine verantwortliche, den gesetzlichen Vorgaben des § 12a ApoG entsprechende Überprüfung der Aufbewahrung und Lagerung der Arzneimittel und apothekenpflichtigen Medizinprodukte erfolgen kann. Auch braucht es eines längeren Zeitraums, um das für eine erfolgreiche Beratung und Information notwendige Vertrauen zwischen Apotheke und Heim aufbauen zu können. Es empfiehlt sich daher eine Vertragslaufzeit von wenigstens einem Jahr mit einer ca. 3- bis 6-monatigen Kündigungsfrist.

5. Freie Apothekenwahl

- Gem. § 2 Abs. 1 des Heimgesetzes ist es insbesondere Zweck des Gesetzes...
  - die Würde sowie die Interessen und Bedürnisse der Bewohner von Heimen vor Beeinträchtigungen zu schützen,
  - die Selbstständigkeit, wie Selbstbestimmung und die Selbstverantwortung der Bewohner zu wahren und zu fördern und
  - die Mitwirkung der Bewohner zu sichern.

Anhang II

Dem trägt die Vorschrift des § 12a ApoG insofern Rechnung, als der Versorgungsvertrag die freie Apothekenwahl von Heimbewohnern nicht einschränken und keine Ausschließlichkeitsbindung zugunsten einer Apotheke enthalten darf.

6. Abgrenzung von Verantwortlichkeiten

- Die kurzfristige turnusmäßige Versorgung von Heimen durch mehrere Apotheken ist mit Sinn und Zweck der Bestimmungen des § 12a ApoG nicht vereinbar. Vielmehr ist es erkennbare Absicht des Gesetzgebers, zwischen Heimen und versorgenden Apotheken langfristige vertragliche Beziehungen zu schaffen.

Dem steht nicht entgegen, dass ein Heim solche vertraglichen Beziehungen mit Zustimmung der betroffenen Heimbewohner mit mehreren Apotheken eingehen kann und diese jeweils einen Teil der Heimbewohner bzw. einen Teil des Heimes mit Arzneimitteln versorgen. Voraussetzung ist allerdings, dass Zuständigkeiten und Verantwortlichkeiten der beteiligten Apotheken in den Versorgungsverträgen klar definiert werden. Wechseln Vertragspartner nachträglich, sind die Versorgungsverträge anzupassen.

- Jede Apotheke hat die Verpflichtungen des § 12a ApoG in dem von ihm versorgten Bereich zu erfüllen.

7. Besichtigung der Versorgungsapotheken und der Heime

Eine Besichtigung der zu versorgenden Heime und der Versorgungsapotheke vor Genehmigung der Verträge in Analogie zum Genehmigungsverfahren nach § 14 ApoG ist wegen der hohen Zahl der Heime und der zu erwartenden Kürze der für die Prüfung und ggf. Genehmigung der Verträge zur Verfügung stehenden Zeit aktuell nicht möglich.

8. Gebühren

Für die Prüfung und Genehmigung von Verträgen zur Versorgung von Heimen mit Arzneimitteln und apothekenpflichtigen Medizinprodukten werden Gebühren nach landesrechtlichen Bestimmungen erhoben.

Verblistern von Arzneimitteln für Bewohner von Heimen

Ergebnis

Die Mitglieder der Arbeitsgruppe beschließen:
Das sog. Verblistern von Medikamenten in Tages- und Wochentableaus für Heimbewohner wird unter den Gesichtspunkten der Verbesserung der Arzneimittelversor-

gung in Heimen, der verstärkten Einbringung apothekerlicher Kompetenz zugunsten der Heimbewohner wie auch möglicher Entlastung des Pflegepersonals diskutiert.

Dieser komplexe Sachverhalt beinhaltet mehrere Aspekte:

Qualitätsgerechte Ausführung des Verblistern

Zur Verblisterung eignet sich die Dauermedikation fester Arzneiformen.

Vor Aufnahme der Verblisterung sind beispielsweise Grundsätze

- zur Gewährleistung der Stabilität nach Auseinzeln aus dem Fertigarzneimittel und ggf. gemeinsamer Verblisterung mit anderen Arzneimitteln unter den vorhandenen Umgebungsbedingungen über einen ausreichend langen Zeitraum (bis zu 28 Tagen) und
- zu Anforderungen an den Lichtschutz, die Hygroskopie, die gegenseitige Beeinflussung von Arzneimitteln durch gemeinsames Verblistern und die Haltbarkeit ausgefüllter Arzneimittel – insbesondere bei geteilten Arzneiformen –

zu erarbeiten.

Zur Verblisterung eignen sich nicht Parenteralia, flüssige oral zu applizierende Arzneimittel, topisch anzuwendende Arzneiformen sowie Inhalte und die Bedarfsmedikation.

Rechtliche Zulässigkeit

Die gewerbsmäßige Verblisterung von Arzneimitteln in einer Apotheke ist nicht vom Ausnahmetatbestand des § 13 Abs. Nr. 1 gedeckt. Die Apotheke ist gemäß § 13 Abs. 2 Nr. 1 AMG grundsätzlich zur Herstellung berechtigt, wenn es sich bei der betreffenden Herstellung um eine Tätigkeit im Rahmen des üblichen Apothekenbetriebes handelt. Die gewerbsmäßige Verblisterung von Arzneimitteln in einer Apotheke gehört nicht zum üblichen Apothekenbetrieb.

Beim Auseinzeln vor der Abgabe und der nachfolgenden Belieferung stellt das Verblistern das Herstellen eines Arzneimittels im Sinne von § 4 Abs. 14 AMG dar. Die gewerbsmäßige Verblisterung in und außerhalb der Apotheke zum Zweck der Abgabe an Andere ist eine erlaubnispflichtige Tätigkeit nach AMG.

Nach § 17 Abs. 5. Apothekenbetriebsordnung (ApoBetrO) müssen die abgegebenen Arzneimittel der ärztlichen Verordnung auch hinsichtlich der verordnenden Menge entsprechen. Vor Verblisterung müsste der Arzt die entsprechende Menge verordnen. Anschließend hätte eine ordnungsgemäße Kennzeichnung wie bei der Rezeptur zu erfolgen.

Arzneimittelrecht ist nicht tangiert, wenn eine individuelle Verblisterung im Heim nach tatsächlich erfolgter Arzneimittelgabe im Auftrag des Heimbewohners bzw. des Trägers des Heimes erfolgt.

Haftungsrechtlich ist zu beachten, dass der Apotheker mit der „Weiterverarbeitung" des Fertigarzneimittels vor der Abgabe ein neues Arzneimittel herstellt und damit als Hersteller haftet. Die Haftung der pharmazeutischen Unternehmer für Arzneimittelschäden nach § 84 bis 94 AMG entfällt somit. Der Patient bleibt im Falle eines Arzneimittelschadens lediglich eingeschränkt geschützt, da nur die Haftpflicht des Apothekers bzw. Herstellers und das Produkthaftungsrecht zum Tragen kommen. Diese Haftung bleibt jedoch weit hinter der Arzneimittelhaftung nach AMG zurück, die gerade u.a. durch Erhöhung der Haftungsbeträge und durch Umkehr der Beweislast zu Lasten der pharmazeutischen Unternehmer eine wesentliche Vergünstigung für die Verbraucher erfahren hat.

Bewohner von Heimen wären im Einzelfall über diese Schlechterstellung aufzuklären und hätten ihre Zustimmung zur Verblisterung zu erteilen.

Sollte der Ansatz der Verblisterung von Arzneimitteln in Heimen weiterverfolgt werden, wären im Rahmen der AMG-Änderungsnovelle Lösungen für geänderte Haftungsvorschriften zu finden.

Wettbewerbsrechtliche Bestimmungen

Das Verblistern von Arzneimitteln verlangt eine über die vom Apotheker geschuldete Beratung hinausgehende mechanische Tätigkeit, bei der nicht nur eine handelsübliche Nebenleistung vorliegt. Kostenloses Verblistern von Arzneimitteln stellt daher (s. Urteil Landgericht Leipzig vom 28. Juni 2000 (Aktenzeichen: 06 HK 42/2000) eine verbotene Zugabe dar. Ergänzend wird auf die Bestimmungen des § 7 HWG hingewiesen.

Verblistern und § 12a ApoG

Die individuelle Verblisterung von Arzneimitteln für Heimbewohner ist nicht Gegenstand der Versorgung von Heimbewohnern im Sinne des § 12a Abs. 1 ApoG.

Ausblick

Neben einer möglichen Verblisterung von Arzneimitteln können die Apothekerinnen und Apotheker insbesondere durch

- eine vertiefte Schulung des Pflegepersonals,
- die verstärkte Kontrolle der Arzneimittelvorräte der Patienten und
- die pharmazeutische Betreuung der Bewohnerinnen und Bewohner insbesondere hinsichtlich der Wechselwirkungen zwischen den – in der Regel großen Anzahl verordneten – Arzneimitteln

zu einer verstärkten Einbringung apothekerlicher Kompetenz zugunsten der Heimbewohner und damit einer Verbesserung der Arzneimittelversorgung in den Heimen und einer möglichen Entlastung des Pflegepersonals beitragen.

Anhang III: Arbeitsvorlage zur Regelung der heimseitigen Arbeitsabläufe
(Beispiel für einen Organisationsstandard)

Begriffserklärungen – wichtige Gesetze – Grundsätze

Was sind AM?

Nach dem Arzneimittelgesetz (AMG) sind Arzneimittel (abgekürzt AM) Stoffe und Zubereitungen aus Stoffen, die dazu bestimmt sind, durch Anwendung am oder im Menschen

- Krankheiten, Leiden, Körperschäden oder krankhafte Beschwerden zu heilen, zu lindern, zu verhüten oder zu erkennen
- die Beschaffenheit, den Zustand oder die Funktion des Körpers oder seelische Zustände erkennen zu lassen
- Körperflüssigkeiten oder Wirkstoffe des Körpers zu ersetzen
- Verbandstoffe, Desinfektionsmaterial und Pessare sind den Arzneimitteln gleichgestellt

Ein Arzneimittel kann durch Aufnahme über die Körperoberfläche (Haut/Schleimhaut) oder als Injektion und Infusion in den Körper gelangen. Nach Art und Ort der Anwendung werden orale, rektale, parenterale und lokale Verabreichungsformen voneinander unterschieden.

Da es sich bei der Verabreichung von Arzneimitteln um eine Tätigkeit im Rahmen der Mitarbeit bei ärztlicher Therapie und Diagnostik handelt, ist die Aufgabe den Pflegefachkräften vorbehalten.

Wichtige Gesetze

- Das Arzneimittelgesetz (AMG)
  Es enthält Vorschriften über Herstellung; Zulassung und Abgabe von Arzneimitteln. Es gibt apothekenpflichtige, freiverkäufliche und verschreibungspflichtige Arzneimittel.
- Das Apothekengesetz (ApoG) § 12a
  Es regelt die Versorgung des Heimes mit Arzneimitteln durch Apotheken.
- Das Betäubungsmittelgesetz (BtMG)
  Es regelt den Umgang mit Betäubungsmitteln und soll den Missbrauch von Betäubungsmitteln verhüten.

Anhang III

Übergeordnete Grundsätze, die immer zu beachten sind

– Das alleinige Recht, AM zu verordnen, hat der Arzt. Der geschäftsfähige Bewohner hat jedoch das Recht, im Rahmen seines Rechtes auf Selbstmedikation freiverkäufliche und nicht rezeptpflichtige AM zu kaufen.
– Die Abgabe und Verabreichung von verschreibungspflichtigen AM ohne Einschaltung des Arztes ist eine Straftat.
– Die Entscheidung über notwendige Behandlung mit AM hat der Arzt.
– Zulässig ist die Vergabe von AM nur zu therapeutischen Zwecken.
– Die AM sind aus der jeweiligen Versorgungsapotheke zu beziehen und, wie hinten beschrieben, bewohnerbezogen richtig zu lagern und zu verabreichen.
– Der Arzt hat die AM auch in der Pflegedokumentation abzuzeichnen. Bei telefonischer Medikamentenverordnung eintragen und die Abzeichnung schnellmöglich nachholen lassen. Bei sonstigen mündlichen Anweisungen ist die Anordnung, um Übermittlungsfehler auszuschließen, sofort aufzuschreiben und dem Arzt vorzulesen.

Ziele dieser Grundsätze und der folgenden Anweisungen

- Die Verwechslung von Medikamenten muss ausgeschlossen werden.
- Dosierfehler und falsche Verabreichung müssen ausgeschlossen werden.
- Eine sichere, überwachte Lagerung und Bereitstellung sowie ein rechtzeitiger Nachbestellturnus müssen gewährleistet sein.
- Eine Befolgung ist eine rechtliche Absicherung, die einen hohen Pflegestandard sicherstellt und Mitarbeiter und Träger vor Haftungsausgleich schützt.

Die Versorgung im Einzelnen

Versorgungsapotheke

Das St. Ansgari-Heim wird von der
                       Adler-Apotheke in Norden
                       Apotheker Dr. Räth
                       Telefon 0 49 31-41 41
beliefert. Der Apotheker steht in der Regel außerhalb der Öffnungszeiten im Bedarfsfall auf Abruf für Versorgungsaufgaben zur Verfügung. Hierfür wurde ein Hintergrund-Bereitschaftsdienst eingerichtet, welcher absprachegemäß stattfindet (siehe unter Bestellungen).

Bestellungen – Belieferungen

Eilbestellung

Arzneimittel, die rasch benötigt werden, müssen bei der Bestellung mit „Eilt" besonders gekennzeichnet werden, und der späteste Anlieferungszeitpunkt muss vorgegeben sein. Der Name und die entsprechende Telefonnummer des Heimmitarbeiters muss vermerkt sein.

Telefonische Notfallbestellung

Telefonische Notfallbestellungen, welche in noch stärkerem Maße als Eilbestellungen mit erhöhtem organisatorischem Aufwand verbunden sind, dürfen nur dann durchgeführt werden, wenn ein Arzneimittel bei dringender Indikation sofort oder innerhalb der nächsten zwei Stunden benötigt wird.

Im Notfall wird für telefonische Bestellungen zunächst die Rufnummer der Adler-Apotheke (0 49 31/41 41) angewählt. Hier ist außerhalb der üblichen Geschäftszeiten am Wochenende noch der Anrufbeantworter eingeschaltet, der das weitere Vorgehen mitteilt.

Bei Versagen des Anrufbeantworters (z.B. Bandriss o.ä.) wird nicht „besetzt" eingeschaltet, sondern „ruffrei", so dass der Anruf, technisch bedingt, nicht beantwortet werden kann. In diesem Fall sollte zunächst der **Cityrufdienst** unter **01 69 51** angewählt werden. Dann kann eine Kurznachricht (ca. 10 Worte) durchgegeben werden für **4 43 52 17, Bereich 44**. Am sinnvollsten ist die **Bitte um Rückruf unter Angabe der entsprechenden Telefonnummer und des Mitarbeiternamens**, z.B. 97 71 17. Es wird dann baldmöglichst zurückgerufen. Sollte der Cityruf nicht beantwortet werden, kann auf die Mailbox des Handys 01 71-2 57-41 41 eine Nachricht gesprochen werden.

Übliche Bestellungen – Vorgehen

Die fehlenden Medikamente für die Bewohner werden üblicherweise per Fax der Adler-Apotheke bekanntgegeben und die Rezepte von einer Mitarbeiterin der Adler-Apotheke bei den Ärzten zur Auslieferung geholt.

Die anliegenden Zettel geben die internen Liefermodalitäten der Adler-Apotheke wieder und sind zur Heiminformation beigefügt (Anlage 1,2,3)

Anhang III

Annahme der gelieferten Arzneimittel im Heim

Die AM werden in Haus 1 oder in Haus 3, wie unter „Übliche Bestellungen" beschrieben, angeliefert und einem anwesenden fachlichen Mitarbeiter ausgehändigt. Dazu sind folgende Mitarbeiter befugt:

_____

_____

_____

Der Empfang wird vom Mitarbeiter, nach entsprechendem Vergleich, im Lieferbuch quittiert (Muster)

Heimbegehung

Eine Überprüfung des Medikamentenbereichs durch Mitarbeiter der Adler-Apotheke wird in Zukunft zweimal jährlich erfolgen. Sie erfolgt nach einer normierten Liste.

Lagerungsanweisungen

- Der Arzneimittelschrank ist immer abgeschlossen zu halten.

Arzneimittel sind in den Verbrauchsstellen in den Arzneimittelschränken übersichtlich, bewohnerbezogen geordnet und sicher vor dem Zugriff Unbefugter aufzubewahren. Die Gruppenschwester/der Gruppenpfleger verwaltet die Arzneimittel und hält sie unter Verschluss.
Zugang zum Medikamentenschrank haben nur die Pflegefachkräfte.
Pro Medikamentenschrank ist nur ein Schlüssel in Gebrauch. Dieser darf nur von der verantwortlichen Pflegekraft bei sich getragen werden. Schlüsselübergabe ist bei Schichtwechsel im Übergabeprotokoll zu notieren.

- Arzneimittel, die dem BtM-Gesetz unterliegen, sind in einem besonderen abschließbaren Fach oder abschließbaren Schrank verschlossen aufzubewahren. Die Schlösser müssen Sicherheitsschlösser und die Fächer aus Stahl sein. Für den BtM-Schlüssel trägt die Pflegedienstleiterin die Verantwortung, was schriftlich zu fixieren ist. Sie kann diese Verantwortung an ihre Vertreter delegieren.

Der Verbrauch ist bewohnerbezogen und artikelbezogen in einem Buch zu dokumentieren.

- Die Medikamente sind in ihren Originalverpackungen und -gefäßen, einschließlich der Beipackzettel, zu belassen und zu lagern. Das Umfüllen oder Ausfüllen von Medikamenten in andere Behältnisse oder Gefäße ist untersagt. Ausgenom-

men von dieser Regelung sind Gefäße zur Bereitstellung von Medikamenten. Hier darf höchstens ein Tagesbedarf im Voraus abgefüllt werden.
- Eine Änderung der Beschriftung einer Packung ist nicht zulässig. Damit ist gewährleistet, dass bei Fabrikationsmängeln die Chargennummer festgestellt werden kann. Weiterhin bleiben Haltbarkeitsdaten, Lagerungsdaten, Verfalldaten sowie der vollständige Medikamentenname mit seinen verschiedenen Stärken für alle klar lesbar.

Es dürfen sich keine offenen Blister, keine unbeschrifteten Tablettenröhren, keine losen halbierten Tabletten und keine losen Ampullen vorfinden.

- Es sind zuerst die Medikamente zu verwenden, die zuerst verfallen. Die mit dem Datumstempel versehenen Etiketten dürfen nicht von der Packung entfernt werden. Es muss eine regelmäßige Durchsicht auf verfallene und verdorbene Arzneimittel erfolgen.
- Die Arzneimittel sind personenbezogen für jeden Bewohner getrennt im eigenen Fach/Korb – mit Namen versehen – im Arzneimittelschrank aufzubewahren. Bei eingestellten Ärztemustern hat der jeweilige Arzt zuvor auf einem Etikett deutlich lesbar den Namen des Bewohners und das Datum zu schreiben und dauerhaft aufzukleben. Außerdem muss er ein Etikett mit dem Namen seiner Praxis auf der Packung anbringen.
- Der Schrank muss trocken und kühl stehen, ebenso der Kühlschrank. Für einen eigenen Raum gilt es analog. Der Raum muss zu lüften sein.

Die Lagerungshinweise auf den Arzneimittelpackungen sind genau zu beachten. Hier finden sich viele unterschiedliche Lagerungsangaben, die leider nicht normiert sind. Es gilt:

– kühl lagern – entspricht Kaltlagerung 8°–20°C
– nicht über 25°C lagern = bei Zimmertemperatur
– zwischen 2° und 8°C lagern = Kühlschrank-Gemüsefach, nicht Gefrierfach
– kühlkettenpflichtig für Lebendimpfstoffe = Kühlschrank

Insulin und angebrochene Antibiotikasäfte gehören in den Kühlschrank, nicht in das Gefrierfach. Der Kühlschrank muss ein Minimum-Maximum-Thermometer haben, das 1 × wöchentlich abgelesen wird. Die Werte sind in einem Kalender zu dokumentieren.

- Verfallene Medikamente werden in einem abschließbaren Behälter gesammelt. Sie werden mindestens 1 × monatlich einem Mitarbeiter der Versorgungsapotheke zur Vernichtung mitgegeben.

Anhang III

Vorbereitung zur Vergabe von Medikamenten

Die Gestellung und Vergabe von Medikamenten darf nur von dafür qualifizierten Mitarbeitern vorgenommen werden.

Der Arbeitsplatz muss getrennt von anderen Arbeitsplätzen und gut beleuchtet sein.

Vor jedem Handling mit Medikamenten sind die Hände zu desinfizieren und Handschuhe zu tragen.

Vor jeder Gestellung/Vergabe sind das Medikationsblatt, die Identität der Medikamente, die Stärke der Medikamente und ihre Darreichungsform mit dem Bewohnernamen abzugleichen. Es dürfen nur die für den Bewohner verordneten und ihm gehörenden Arzneimittel genommen werden.

Ältere Packungen werden zuerst aufgebraucht.

Feste orale Formen sind maximal für einen Tag im Voraus in Dispenser einzufüllen. Diese müssen vier Fächer für morgens, mittags, abends, nachts aufweisen und mit dem Bewohnernamen beschriftet sein. Abweichende Vergabezeiten sind auf dem Dispenser besonders zu vermerken.

Muss geteilt werden, darf das nur mit einem Tablettenteiler erfolgen. Retard-Medikamente werden nur nach Rücksprache mit der Apotheke geteilt, Kapseln ebenfalls nur nach Rücksprache geöffnet. Die beim Teilen übrig bleibende Hälfte wird in eine kleine zu beschriftende Dose eingefüllt, die mit der Medikamentenpackung zusammenzuführen ist.

Der Inhalt von Zerbeißkapseln wird, nach Anstechen der Kapsel, dem nicht mehr kaufähigen Bewohner unter die Zunge geträufelt.

Alle anderen Formen werden unmittelbar vor Gebrauch gerichtet:

- Tropfen müssen sorgfältig abgezählt werden. Der Tropfeinsatz ist artikelbezogen und darf aus Gründen der Dosiergenauigkeit nicht aufgeboprt, entfernt oder gewechselt werden. Jede Tropfensorte erhält ihren eigenen Vergabebecher.
- Suspensionen sind vor Gebrauch zu schütteln.
- Zur Vergabe werden nur Medikamentenbecher mit Deckel verwendet. Sie müssen wiederverwendbar und leicht zu reinigen sein. Die Becher tragen ein Bewohnernamenskürzel und werden auf ein Tablett gestellt, das den Bewohnernamen trägt.
- Zäpfchen und Ovula dürfen, um eine Verformung zu verhindern, erst unmittelbar vor Gebrauch aus dem Blister genommen werden.
- Injektions- und Infusionslösungen müssen schnell nach der Vorbereitung zur Applikation kommen, weil sie, da nicht konserviert, ein idealer Keimnährboden sind (v.a. Salz- und Traubenzuckerlösungen).

Der Inhalt der Originalampullen wird steril in Einmalspritzen aufgezogen. Die Spritze und Infusionsflasche sind mit einem Klebeetikett zu versehen, das den Bewohnernamen (ggf. mit Medikamentenname und Stärkeangabe) trägt. Bei Infusionen muss die Uhrzeit der Inbetriebnahme des Systems angegeben werden.

- Die Spritzen liegen auf einem Spritzentablett, das über eine Kanülenabwurfmöglichkeit verfügt und auf dem Tupfer, Desinfektionsmittel, Venenpflaster liegen.

Vergabe von Arzneimitteln

Die Medikamente dürfen nur von Pflegefachkräften (AltenpflegerInnen/Krankenschwestern/-pflegern) vergeben werden. Vergeben teilqualifizierte Kräfte, übernimmt die Fachkraft die Aufsicht. Dasselbe gilt auch für subkutane Injektionen.

Alle anderen Injektionen werden vom Arzt verabreicht.

Medikamente sollen nur von der Pflegefachkraft vergeben werden, die auch zur Vergabe vorbereitet hat.

Die zu vergebenden Medikamente haben eine Beschriftung zu tragen, die die Häufigkeit der Einnahme sowie den Zeitpunkt der Verabreichung regelt. Zudem finden sich diese Angaben in der Medikationsdokumentation, und es sind Schulungslisten ausgearbeitet, die die Einnahmemodalitäten der im Heim am häufigsten verwendeten Arzneimittel regeln. Auch der beiliegende Beipackzettel gibt Auskunft.

Im Folgenden werden **allgemeine Einnahme-Regeln** genannt, die immer dann gelten, wenn die genaue Modalität ausnahmsweise nicht angegeben ist und keine besondere Verordnung durch den Arzt besteht:

- Eisenhaltige Arzneimittel, appetitanregende Tropfen mit Bitterstoffen, Mittel gegen Brechreiz wie MCP, salinische Abführmittel → **vor dem Essen**
- Sonstige feste oder flüssige Arzneimittel ohne eindeutige Information sind während oder kurz nach den Mahlzeiten zu verabreichen.
- Feste Zeitintervalle bestehen für Antidiabetika und Psychopharmaka.
- Schlafmittel werden eine halbe Stunde vor dem Schlafengehen des Bewohners vergeben. Nach der Vergabe ist besondere Betreuung und Beobachtung des Bewohners erforderlich.
- Bedarfsmedikamente werden nur im Bedarfsfall in der vom Arzt genannten Häufigkeit vergeben.

Hygiene

- Zum Erhalt der Hygiene muss ein regelmäßiges Wischprogramm installiert werden, das den Fußboden, die Regale und Einsätze sowie die sonstigen Einrichtungsgegenstände inkl. Lampen, Türblätter und Türgriffe umfasst.
- Zweimal jährlich ist dem Wischwasser ein Desinfektionsmittel zuzusetzen. Die Wände müssen eine glatte und leicht zu reinigende Oberfläche besitzen.
- Der Raum muss ausreichend lüftbar sein.
- Mittel zur Vergabe, wie Becher, Tabletts usw., müssen leicht zu reinigen und spülmaschinenfest bei 95° sein.

Anhang III

Einrichtungsgegenstände des Arzneimittelraumes

- Alle Einrichtungsgegenstände müssen eine glatte Oberfläche besitzen und leicht zu reinigen sein. Der Bereitstellungstisch muss mindestens eine Fläche von 1,5 m^2 haben. Er darf nur für diesen Zweck verwendet werden.
- Werden Tabletten gemörsert, z.B. für Sonden, ist dafür eine separate Arbeitsfläche von mindestens 0,5 m^2 vorzusehen. Eine Absaugvorrichtung zum Entfernen der Stäube sowie ein Mundschutz müssen vorhanden sein.

Beratung

- Die Versorgungsapotheke steht für Beratungen jederzeit zur Verfügung. Gehen die Anfragen über nur „technisches Wissen" hinaus, ist der Apothekenleiter (Herr Dr. Räth) oder seine Vertreterin (Frau Dr. Flegel) zu verlangen.
- Der Versorgungsapotheker berät die Heimleitung in allen Arzneimittelfragen und bringt sein gewonnenes heimspezifisches Wissen dabei ein.

Von der versorgenden Apotheke ist zweimal jährlich eine Fortbildung für Mitarbeiter des Heims zu organisieren, bei der es um Arzneimittel-relevante Fragen geht. Auf die Teilnahme an dieser Veranstaltung ist hinzuweisen. Beispiele für Vortragsthemen sind „Der Umgang mit Generika", „Die richtige Lagerung"

- Einmal monatlich hält der Versorgungsapotheker oder sein Vertreter Sprechstunde für Bewohner ab.

Dokumentation

Die verordneten Arzneimittel sind im Rahmen einer Gesamt-Dokumentation zu erfassen. Zu dieser zählen

- als Uraufzeichnungen die photokopierten Rezepte (A-Kopie),
- das Pharmastammblatt (s. Abb. 4.2 u. 5.3) aus dem die Einzelheiten wie Verordnungsdatum, Verordner usw. hervorgehen und die von diesem abgezeichnet werden, sowie das Kontrollblatt (s. Abb. 5.4) und das Medikamtentenblatt (s. Abb. 5.5),

Daneben sind noch Formulare zum rechtzeitigen Nachbestellen von Medikamenten vorhanden.

Die in der Anlage als Muster beigefügten Dokumentationsbögen sind gewissenhaft zu führen. Das Ziel, die Medikation des jeweiligen Bewohners und die tatsächliche Gabe der Arzneimittel jederzeit feststellen und überprüfen zu können, muss erfüllt werden.

Gleichzeitig muss es damit möglich sein, eine rechtzeitige Nachbestellung auszulösen, um unnötige Hektik und ggf. rechtliche Komplikationen, z.B. am Wochenende, zu vermeiden.

Interaktionen müssen schon im Vorfeld durch geeignete Maßnahmen der Apotheke ausgeschlossen werden.

Interne Festlegung der Belieferungsmodalitäten der Adler-Apotheke für das St.-Ansgari-Heim

Im Folgenden werden die einzelnen Möglichkeiten beschrieben. Die dabei angegebene Bearbeitung muss genau eingehalten werden, um eine große Arzneimittelliefersicherheit zu gewährleisten.

Möglichkeit 1: **Die Original-Kassenrezepte liegen zur Belieferung bei uns in der Apotheke vor**

- Zunächst feststellen, ob schon beliefert, um Doppelbelieferung auszuschließen (siehe Ordner III „Fehlende Rezepte").
- Feststellen, ob „gebührenpflichtig" oder „frei". In Zweifelsfällen und bei neuen Patienten Anruf bei der Krankenkasse und die Liste entsprechend ergänzen. Die Telefonliste mit Nummern der Krankenkassen siehe Ordner II. Auf Rezept „pfl." oder „fr." vermerken.
- Feststellen, in welchem Haus sich der Bewohner befindet, und vermerken auf dem Rezept (Hs. 1 oder Hs. 3 – Haus 1 ist die Pflegestation).
- Medikamente zusammensuchen, scannen, bedrucken und bei Gebührenpflichtigen den Bon mit ausdrucken.
- Medikamente mit Namen versehen. Sind es mehr als zwei, mit Gummiband bündeln oder in namensbeschriftete Tüte packen. Die Namensetiketten sind auf Vorrat gedruckt und im Ordner „Namensetiketten" abgelegt.
- Von den Rezepten 2 Ablichtungen machen und diese mit Speziallieferstempel bedrucken, um Doppelbelieferung auszuschließen. Im Textfeld genau Lieferdatum und Lieferstatus ankreuzen, z.B. „Originalrezept lag vor".
- Die beiden Kopien mit A und B bezeichnen.
- Kopie A als Lieferschein für das Heim beifügen.
- Kopie B in unsere Ablage – wenn gebührenpflichtig in Ordner II zur Anteilsberechnung alphabetisch ablegen, wenn frei in Ordner I alphabetisch ablegen.
- Wurde **nicht** alles geliefert, Vermerk auf Kopie A (damit auch das Heim Bescheid weiß) und Kopie B machen. Unsere Kopie B in den Bestellkorb und dann auf den Liefertisch legen. Bei wichtigen Defekten Rücksprache mit dem Heim halten und über Alternativen beraten.
- Für Nachlieferung separate Zettel schreiben, z.B. „Hs. 1 Isolde Meyer, 1 × 20 Valium 10".

Anhang III

- Falls Generika ausgetauscht werden müssen, bitte Etikett auf die ausgetauschte Packung kleben, z.B. „Omep 20 entspr. Omenerton".

Möglichkeit 2   Die Rezepte kommen als Faxkopie – gesendet vom Arzt oder Heim – in unserem Fax an:

> **❗ Wichtig: Mehrmals täglich, vor allem Mittwochnachmittag und kurz vor Geschäftsschluss, unser Fax auf gesendete Rezepte überprüfen**

- Feststellen, ob Rezepte „gebührenpflichtig" oder „frei". In Zweifelsfällen und bei neuen patienten Anruf bei der Krankenkasse und die Liste entsprechend ergänzen. Die Telefonliste mit Nummern der Krankenkassen siehe Ordner II. Auf Rezept „pfl." oder „fr." vermerken.
- Feststellen, in welchem Haus sich der Bewohner befindet, und vermerken auf dem Rezept (Hs. 1 oder Hs. 3 – Haus 1 ist die Pflegestation).
- Medikamente zusammensuchen, scannen, bedrucken und bei gebührenpflichtigen Bon mit ausdrucken.
- Medikamente mit Namen versehen. Sind es mehr als zwei, mit Gummiband bündeln oder in namensbeschriftete Tüte packen.
- Vom Fax eine Ablichtung machen und Fax und Faxkopie mit Speziallieferstempel bedrucken, um Doppelbelieferung auszuschließen. Im Textfeld genau Lieferdatum und Lieferstatus ankreuzen, z.B. „Originalrezept lag vor".
- Die beiden Kopien mit A und B bezeichnen.
- Kopie A als Lieferschein für das Heim beifügen.
- Kopie B in unsere Ablage (Ordner III „Fehlende Rezepte"). Wenn „pfl." Bonstreifen anheften.
- Wurde **nicht** alles geliefert, Vermerk auf Kopie A (damit auch das Heim Bescheid weiß) und Kopie B machen. Unsere Kopie B in den Bestellkorb und dann auf den Liefertisch legen. Bei wichtigen Defekten Rücksprache mit dem Heim halten und über Alternativen beraten.
- Für Nachlieferung separate Zettel schreiben, z.B. „Hs. 1 Isolde Meyer, 1 × 20 Valium 10".
- Falls Generika ausgetauscht werden müssen, bitte Etikett auf die ausgetauschte Packung kleben, z.B. „Omep 20 entspr. Omenerton".
- Bei Belieferung des Heims die Originalrezepte dort einfordern, mitbringen, nicht in der Tasche vergessen. Oft zeitlich versetzt (bei Dr. Fischer z.B., da auswärtiger Arzt) – hier besonders eventuelle Doppelfaxe beachten.
- Vor der Ärztetourenfestlegung von Frau Möller bitte im Ordner III nachschauen, welche Rezepte noch ausstehen, auf einen Zettel schreiben und Frau Möller mitgeben.

Möglichkeit 3   Das Heim oder der Arzt ruft an und bestellt ein Medikament für einen Bewohner oder faxt „Wunschliste" zu

▸ Durch Nachschlagen in Ordner I oder II überprüfen, ob Patient und Medikation bekannt sind.
▸ Ggf. nachfragen, welcher Arzt der Verordner ist, fragen, ob der Arzt schon vom Heim unterrichtet wurde.
▸ Beim Arzt zur Bestätigung anrufen und Arzneiform und Packungsgröße festlegen. Dafür sorgen, dass das Rezept beim Arzt für uns ggf. liegen bleibt.
▸ Beim nächsten Besuch dieses Arztes Originalrezepte mitbringen und aus Ordner III („Fehlende Rezepte") diese Kopie in Ordner I oder Ordner II ablegen.
▸ Feststellen, ob Rezepte „gebührenpflichtig" oder „frei". In Zweifelsfällen und bei neuen Patienten Anruf bei der Krankenkasse und die Liste entsprechend ergänzen. Die Telefonliste mit Nummern der Krankenkassen siehe Ordner II. Auf Rezept „pfl." oder „fr." vermerken.
▸ Feststellen, in welchem Haus sich der Bewohner befindet, und vermerken auf dem Rezept (Hs. 1 oder Hs. 3 – Haus 1 ist die Pflegestation).
▸ Medikamente zusammensuchen, scannen, bedrucken und bei gebührenpflichtigen Bon mit ausdrucken.
▸ Medikamente mit Namen versehen. Sind es mehr als zwei, mit Gummiband bündeln oder in namensbeschriftete Tüte packen.
▸ Vom Notiz-, Merk-, Wunsch-Fax-Zettel eine Ablichtung machen und diesen und die Kopie mit Speziallieferstempel bedrucken, um Doppelbelieferung auszuschließen. Im Textfeld genau Lieferdatum und Lieferstatus ankreuzen, z.B. „Originalrezept lag vor".
▸ Die beiden Kopien mit A und B bezeichnen.
▸ Kopie A als Lieferschein für das Heim beifügen.
▸ Kopie B in unsere Ablage (Ordner III „Fehlende Rezepte"). Wenn „pfl." Bonstreifen anheften.
▸ Wurde **nicht** alles geliefert, Vermerk auf Kopie A (damit auch das Heim Bescheid weiß) und Kopie B machen. Unsere Kopie B in den Bestellkorb und dann auf den Liefertisch legen. Bei wichtigen Defekten Rücksprache mit dem Heim halten und über Alternativen beraten.
▸ Für Nachlieferung separate Zettel schreiben, z.B. „Hs. 1 Isolde Meyer, 1 × 20 Valium 10".
▸ Falls Generika ausgetauscht werden müssen, bitte Etikett auf die ausgetauschte Packung kleben, z.B. „Omep 20 entspr. Omenerton".
▸ Bei Belieferung des Heims die Originalrezepte dort einfordern, mitbringen, nicht in der Tasche vergessen. Oft zeitlich versetzt (bei Dr. Fischer z.B., da auswärtiger Arzt) – hier besonders eventuelle Doppelfaxe beachten.

Vor der Ärztetourenfestlegung von Frau Möller bitte im Ordner III nachschauen, welche Rezepte noch ausstehen, auf einen Zettel schreiben und Frau Möller mitgeben.

Folgende Formulare und Vordrucke zur Heimversorgung durch Apotheken können beim Deutschen Apotheker Verlag bezogen werden

Heimversorgungs- und Betreuungsvertrag nach § 12a des Apothekengesetzes
Satz mit fünf Exemplaren

Protokoll zur Prüfung der Vorräte an Arzneimitteln und apothekenpflichtigen Medizinprodukten
Block mit 25 Exemplaren (Durchschreibesatz, je drei Ausfertigungen)

Einwilligungserklärung der Speicherung gesundheitsbezogener und arzneimittelbezogener Daten des Heimbewohners in der Apotheke
Block mit 50 Exemplaren

Teilen von Tabletten
Block mit 50 Exemplaren

Verabreichung von Arzneimitteln über die Sonde
Block mit 50 Exemplaren

Weiterführende Literatur

Fink, E. (2002) Ernährung und Diätetik für die Kitteltasche. Deutscher Apotheker Verlag, Stuttgart

Füsgen, J. (1996) Inkontinenz, 2. Aufl. Govi-Verlag, Eschborn

Heimversorgung durch Apotheken (2003) Rechtliche Grundlagen – Mustervertrag und Formularmuster mit Hinweisen – Empfehlungen zu Qualitätsicherung – Stellungnahmen. Deutscher Apotheker Verlag, Stuttgart

Hennies, S. (2000) Künstliche Ernährung und Ernährungsberatung. In: Braem, P. (Hrsg.) Apothekenübliche Dienstleistungen. Deutscher Apotheker Verlag, Stuttgart

Kircher, W. (2000) Arzneiformen richtig anwenden. Sachgerechte Anwendung und Aufbewahrung der Arzneiformen, 2. Aufl. Deutscher Apotheker Verlag, Stuttgart

Organisation der Medikamentenversorgung für Bewohner/-innen von Altenpflegeheimen. Standards und andere Arbeitshilfen. Kuratorium Deutsche Alterhilfe, Köln

Platt, D.; Mutschler, E. (1999) Pharmakotherapie Kompakt. Wissenschaftliche Verlagsgesellschaft, Stuttgart

Schäfer, C.; Doneth, I. (2002) Hilfsmittel und Medizinprodukte für die Kitteltasche. Wissenschaftliche Verlagsgesellschaft, Stuttgart